中国人民大学科学研究基金（中央高校基本科研业务费专项资金资助）项目成果，项目批准号19XNQ014

医疗保障服务包研究

——基于制度比较的视角

曹 琦 著

U0340057

中国财经出版传媒集团

经济科学出版社

Economic Science Press

图书在版编目（CIP）数据

医疗保障服务包研究：基于制度比较的视角/曹琦著．
—北京：经济科学出版社，2019.5
ISBN 978 – 7 – 5218 – 0376 – 1

Ⅰ.①医… Ⅱ.①曹… Ⅲ.①医疗保障 – 研究 –
世界 Ⅳ.①R197.1

中国版本图书馆 CIP 数据核字（2019）第 048960 号

责任编辑：殷亚红
责任校对：刘　昕
版式设计：齐　杰
责任印制：王世伟

医疗保障服务包研究

——基于制度比较的视角

曹　琦　著

经济科学出版社出版、发行　新华书店经销

社址：北京市海淀区阜成路甲 28 号　邮编：100142

总编部电话：010 – 88191217　发行部电话：010 – 88191522

网址：www. esp. com. cn

电子邮件：esp@ esp. com. cn

天猫网店：经济科学出版社旗舰店

网址：http：//jjkxcbs. tmall. com

北京季蜂印刷有限公司印装

710×1000　16 开　12.25 印张　220000 字

2019 年 5 月第 1 版　2019 年 5 月第 1 次印刷

ISBN 978 – 7 – 5218 – 0376 – 1　定价：39.00 元

（图书出现印装问题，本社负责调换。电话：010 – 88191510）

（版权所有　侵权必究　打击盗版　举报热线：010 – 88191661

QQ：2242791300　营销中心电话：010 – 88191537

电子邮箱：dbts@ esp. com. cn）

序　一

健康权是现代社会最基本的人权，是政府作为的必要领域，多数国家建立了公共医疗保障体系。然而卫生资源是一种稀缺资源，有限的卫生资源和无限的健康需求间存在永恒的矛盾。所以健康保障政策本质上是一种隐含利益分配的公共选择，这种公共选择的理性精神是政策的生命和灵魂。健康保障政策的专业性和复杂性更突显了理性精神的重要。

在我国，健康保障改革被作为一项重要的民生改革予以推进，政府承诺"人人享有基本医疗保障"。自 2003 年改革至今，我国已完成制度性全民覆盖的目标，政府仍然持续地增加投入，提高保障能力。随着改革深化，一些政策问题逐渐凸显：政府责任是否存在边界？何谓"基本"和"适度"？这是我国健康保障改革进行到现阶段面临的重要价值判断和制度难题。同时，政策决策依据应该是什么？如何提高我国健康保障政策的科学性？民众对健康日益增长的需求和政府对健康保障的高度重视迫切要求强化相关政策的合理性（rationality）和科学性。

通过多年的不断努力，我国全民医保的基本框架已经搭建。进入新时代，医疗保障局的建立也昭示着医保管理新时代的来临。时至今日，政府需要正视我国医保科学决策的循证积累不足、政策工具发展滞后的问题，需要清醒意识到资源的限制并科学界定可获得的资源，确立现实的、可持续的价值目标区间并相应整合工具理性，同时通过机制设计实现决策程序的透明和公正。

在迈向治理精细化的道路上，在社会保障政策问题上，无论我国追求普惠制的福利承诺还是坚持"责权对等"的保障秩序，无论是通过补缺式的二次分配还是通过提供机会平等来达成社会公正，无论平等和效率如何平衡，政府都需要进一步挖掘和明确价值理性的理论渊源和社会基础，完善并借助科学工具使政策进一步理性化。理性的保障政策，才是民生的希望。

曹琦博士的这本著作——《医疗保障服务包研究——基于制度比较的视角》正是围绕着这一问题展开研究。本书并非从临床医学、流行病学、保险学或卫生经济学等技术角度对服务包应该包括哪些服务项目进行操作性和技术性的研究，而是从制度视角切入，以美国、英国和泰国为案例，研究国际上有代表性国家医疗保障服务包的理念、决策治理以及制定程序，通过国际比较研究，为我国相关制度的完善提供参考。

本书具有较高的理论价值和政策参考价值。希望本书的出版能够为政府相关部门制定政策提供学术支持，为我国深化医保改革提供国际经验，为学者的学术研究提供新的视角。

是为序。

董克用

2019 年 1 月

序 二

医疗保障制度是一种社会经济的产物，在其发展过程中不断适应着动态的环境变迁，承担着不同的历史使命。在医疗保障制度发展过程中，医疗保障服务包经历了从无到有，从粗糙到精细的演变。在当今世界范围内卫生支出持续增长，卫生体系的效率和平等性受到诟病的情况下，在实现全民医保成为国际趋势的背景下，作为卫生体系筹资主体的医疗保障制度被赋予了越来越多的目标，也面临着越来越严峻的挑战和改革的压力。医疗保障改革应该如何突破困局？越来越多的学术证据和实践经验证明医疗保障服务包的完善对于合理利用卫生资源，改善体系的绩效有积极作用。这是本研究的背景，也是本研究的缘起。

本书的逻辑起点并不是单纯地将服务包视作一些医疗服务项目的集合，也并非从临床医学、流行病学、保险学或卫生经济学等技术角度对服务包应该包括哪些服务项目进行操作性研究，而是从制度视角切入。将服务包视作医疗保障待遇水平的三个维度之一，视作医疗保障对其资源进行精细化管理的主要载体和全民医保趋势下卫生资源宏观配置合理化、科学化的重要手段，考察服务包作为一种制度存在，其产生和演变的路径，分析服务包在不同国家背景下的主要特点，并归纳其发展规律。本书主要研究三个方面的问题。第一，通过实证研究总结世界上医疗保障服务包制度的主要模式并分析各种模式的特点；第二，以历史制度主义的视角尝试回答为什么不同国家的医疗保障服务包会形成不同的模式；第三，归纳提炼各种不同医疗保障服务包模式的适应性及其对我国的借鉴性。本书尝试在分析各国服务包制度本身的基础上加深一步，不再就事论事，不仅看制度的"表"，还要分析制度的"里"，目的是在发现服务包制度与其环境的匹配规律方面做一些尝试，以期对我国医疗保障制度改革有所裨益。

本书的基本结论有三。一是关于世界上医疗保障服务包的模式总结。根据服务包构成的三个结构性要素，即服务包理念和表现形式，服务包决策和治理以及服务包的技术程序将服务包分为三个主要代表模式。模式一为：以需要为导向，泛目录和优先选择机制为表现形式，多中心决策治理，医学价值、经济价值和社会价值并重的技术程序。模式二为：以需求为导向，保险目录为表现形式，专业机构决策管理，医学价值为主，经济和社会价值为辅的技术程序。模式三为：以需求为导向，基本卫生医疗服务包为表现形式，行政机构决策管理，经济价值主导的技术程序。二是初步提出医疗保障服务包的影响因素。医疗保障服务包具有较强的环境依赖性，国家经济、政治、文化等宏观因素，医疗保障模式和卫生管理体制和治理结构等中观因素，国家相关技术能力和疾病负担等微观因素对服务包的理念和表现形式，决策治理结构、管理架构以及技术程序产生影响，并且这种影响是交叉式的。其中国家或某种保障项目的支付能力，国家的政治制度，政治文化和社会文化以及医疗保障模式对服务包的理念和表现形式产生主要影响，国家卫生管理体制和治理结构对服务包的治理和管理产生主要影响，国家社会文化中最核心的价值观体系以及国家相关技术能力对服务包的技术程序产生主要影响。三是从对各国的梳理和分析中归纳出一些服务包发展的规律性和趋同性的因素。服务内容的详尽性增强，预防类服务、初级诊疗类服务和慢性非传染性疾病的比重增加；在决策治理方面，专业授权机构参与成为一个趋势，同时机构能力建设取代对单纯技术方法的强调；服务包的制定程序方面，指标体系都是从模糊到明确，从概念化到具体化，程序上从黑箱决策到民主化、透明化。

本书的章节结构和核心内容如下。在第 1 章导论中，从医疗保障服务包是医疗保障待遇水平的主要维度的制度地位以及服务包在当今医保制度的发展趋势下应该发挥的作用开始论述，阐明服务包的重要性，引出了本书的研究问题。指出医疗保障的待遇水平包括人群覆盖、费用分担和服务包三个维度，在医疗保障的全民覆盖成为既定条件，同时单纯利用费用杠杆限定医保待遇的做法存在很大弊端的情况下，医疗保障对其提供的服务进行科学界定，并完善其决策和管理是发展的必然趋势和要求。

第2章是对国内外文献的梳理。根据文献研究，提炼出了服务包制度的三个主要构成要素，为构建本书的分析框架做了铺垫。从现有文献来看，服务包制度的构成要素的研究主要包括以下三个方面：一是服务包内涵、理念和形式的研究；二是服务包的决策治理或管理架构研究，主要探讨谁是服务包制定、决策的主体，各权力主体如何分工和协调的问题；三是服务包技术程序的研究，主要探讨服务包的制定在技术上如何实现和决策程序的问题。

第3章是相关理论和分析框架的提出。根据对服务包本质的理论剖析发现服务包绝不单纯是服务项目的集合——医疗保障服务包是政治决策问题，是公共池塘资源治理问题，也是隐含价值判断的技术问题。随后，根据服务包的属性，本章在有关理论分析中寻找并挖掘服务包制度影响因素的理论支撑：新制度主义为经济、文化、制度化历史、政治文化等包罗万象的制度因素对政治决策和结果产生影响提供了理论依据；治理理论和新公共管理理论为公共治理结构和管理体制如何影响公共池塘资源的治理提供了理论依据；有关稀缺资源分配价值观的理论说明了国家或政府对稀缺资源的分配是一种社会的分配，这种分配需要一套技术标准和程序，而这种标准和程序是由一系列价值判断构成的，所以价值观是左右技术程序的内在力量。接下来，本书结合文献综述提炼的服务包制度的构成要素和理论分析提炼的潜在影响因素，完成了服务包分析框架的演绎。在接下来的几章中，应用分析框架对代表国家的案例进行了分析。

第4章是对服务包发展轨迹的回顾，通过对世界卫生组织191个成员国相关发展和现状的考察，勾勒出服务包的缘起、发展、改革和完善的轮廓。在第4章的结尾，根据国际实践，以服务包构成的结构性要素为主要维度，总结出了国际上三种代表性的服务包模式。随后分别在这三个模式的国家中选出一个代表国家：英国、美国和泰国。

第5章、第6章、第7章、第8章是运用分析框架对三个代表国家案例的分析。在此基础上对代表国家的情况按照服务包的结构要素分层次进行比较分析，进行案例研究的模式匹配，总结出影响因素是怎样作用于服务包制度的，并总结服务包发展的同形性和规律。

第 9 章落脚在对完善我国主要社会基本医疗保险项目服务包制度的政策建议上。首先对我国医疗保障制度及服务包的发展历程进行了回顾，对相关现实基础进行了梳理，并指出了我国医疗保障服务包存在的问题。在此基础上提出了完善我国社会基本医疗保险服务包制度的一般构想：统一政策目标和措施，明确何谓基本卫生医疗服务；创新服务包组织治理，培育专业管理决策机构，形成协同力量；完善服务包制定技术程序，实现科学化决策，以期对我国相关政策制定提供借鉴。

曹 琦

2019 年 1 月

CONTENTS 目录

第 1 章

导　　论

医疗保障制度的发展史，是社会进步与制度实践的互动史。医疗保障制度在其发展过程中不断适应动态的社会经济环境和理论演变，承担着不同的历史、经济和社会使命。在医疗保障制度发展过程中，医疗保障服务包经历了从无到有，从粗糙到精细的演变。在当今世界范围内卫生支出持续增长，卫生体系的效率和平等性受到公众诟病的情况下，在实现全民医保成为国际趋势的背景下，作为卫生体系筹资主体的医疗保障制度肩负着越来越多的社会经济使命，也面临着越来越严峻的挑战和改革的压力。医疗保障改革应该如何突破？来自于学术界和实践界的越来越多的证据证明了服务包作为医疗保障待遇水平的重要方面，其制度的完善对于医疗保障体系绩效的改善乃至卫生体系整体效率和平等的改善都将产生积极的作用。医疗保障服务包已经成为医疗保障改革向纵深发展和制度创新的增长点，成为医疗保障实现其新时期制度使命——改善公民健康、提高资源利用效率、公正而科学决策的重要途径。

1.1　问题的提出

1.1.1　研究对象

本书的研究对象是医疗保障服务包，首先有必要对"医疗保障"和"服务包"这两个关键词进行界定。

（1）医疗保障

医疗保障的英文直译一般为 medical security。从国际比较的角度来看，不同的论著和政策文件中关于医疗保障的具体定义都不尽相同，这主要是由于医疗保障具有环境依赖性——其内涵和外延因医疗保障产生的社会发展阶段和演变过程中动态的政治体制、经济形势和社会文化等背景因素的不同而有所差异。

结合国内外医疗保障不同定义的共同点和我国现实情况，本书对医疗保障的概念界定如下：医疗保障是指由以国家或政府为主体组织的，为保障居民健康权而建立的筹资和管理制度。这一定义包含了国内外不同论著和政策文件中对医疗保障概念的几大共识：①医疗保障的责任主体是国家或者是政府，由社会其他主体或个人组织实施的类似制度如商业医疗保险不能归属于医疗保障（孙光德，董克用，1999；李珍，2007）。②医疗保障的终极目标是居民健康，而不是为提供卫生医疗服务而筹资，提供卫生医疗服务仅是达到"健康"这一终极目标的手段。医疗保障目标确定的差之毫厘会导致相关政策谬以千里。③医疗保障的本质既是一种筹资制度，也是一种管理制度。传统意义上，医疗保障被局限性地界定为一种筹资制度，但随着医疗保障问题愈加复杂化，单纯完成筹集资金任务已经无法满足社会对医疗保障的要求。在本章接下来的讨论中，我们会深入分析这个问题。

如果我们从国际实践角度将医疗保障进行分型，医疗保障可以分为保险型和福利型两种。保险型医疗保障是指由国家或政府强制性征收医疗保险费而形成医疗保险基金，用于被保险人由于健康风险产生经济损失时的风险分担机制（李珍，2007）。福利型医疗保障是指国家或政府通过税收筹资或国家转移支付，为全体公民或者满足一定条件的部分公民的健康服务提供经济补偿。区分这两种类型的一个主要标准是医疗保障的基础理念，如果医疗保障的基础理念为"责权对等"（responsibility and rights），覆盖人群的基础是支付了保费，待遇通常与保金有关，那么这种医疗保障就归类为保险型；而如果基础理念为"公民权利和社会和谐"（citizenship and social solidarity），覆盖人群的基础是一般公民权利，那么这种医疗保障则归类为福利型制度。按照这样的分类标准，保险型医疗保障主要包括社会医疗保险模式和商业医疗保险模式（后者主要指由国家或政府作为主体组织实施的情况，不包括个人自由参加商业保险的情况）；而福利型制度主要包括国家卫生服务模式和医疗救助性质的保障制度。

（2）医疗保障服务包

卫生资源是有限的，医疗保障可利用的卫生资源更加有限，有限的资源和无限的健康需求相互作用的结果就是要对医疗保障资源利用/保障水平加以科学限制，从而在以健康为终极目标的制度理念下，既维护被保障人的基本权利，又使医疗保障的待遇水平科学化、合理化。一般认为医疗保障的待遇水平有三个维度：人群覆盖面（保障的广度）、费用分担（保障的高度）和保障的服务项目/疾病种类（保障的深度）（Schreyog et al，2005）（见图1-1）。其中保障的服务项目/疾病种类就是医疗保障服务包的概念。医疗保障规定或允许其资金为部分疾病或者诊疗项目提供筹资支持，这些疾病或者诊疗项目的集合就是医疗保障的服务包。简言之，医疗保障服务包即医疗保障所提供的卫生医疗服务/疾病种类的范围。

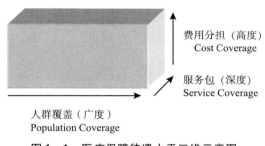

费用分担（高度）
Cost Coverage

服务包（深度）
Service Coverage

人群覆盖（广度）
Population Coverage

图1-1　医疗保障待遇水平三维示意图

资料来源：Schreyog（2005）。

对于医疗保障服务包这一概念的表述有很多种。由于我国医疗保障体系的建立相对滞后，所以对我国来讲医疗保障服务包这一概念在很大程度上是一个"舶来品"。我们先从国外的表述入手。高收入国家对其医疗保障服务包的表述主要有"health care service package""benefit basket"或者"benefit package"。也有一些国家将这种遴选出部分卫生医疗服务/病种由医疗保障体系优先提供保障的制度称作"priority setting"。在中低收入国家，一般采用"basic healthcare service package""core healthcare service package""essential healthcare package""minimum health-care package"等。这些概念内涵基本一致但稍有不同，用"basic"和"minimum"作为限定词的国家，服务包的范围和保障水平往往低于称作"essential"的国家。世界卫生组织（World Health Organization，WHO）也对"basic healthcare package" 和 "essential healthcare package" 作了类似区分，认为 "basic" 服务是最基础的服务项目，内涵相当于公共卫生服务，应该由国家财政承担筹资责任；而 "essential" 则是因各国财力和情况的不同而水平不同，筹资来源也各异。

从我国目前相关研究的译文来看，一般是采用了 "卫生医疗服务包" "医疗卫生服务包" 或者 "医疗服务包"，其中大部分研究加上了 "基本" 这一定语，称作 "基本卫生服务包" "基本国民卫生服务包" 等。在我国用 "基本" 一词作服务包的定语有一定历史渊源。其一，世界卫生组织曾在 70 年代中期首次提出基本卫生服务的概念，作为成员国的我国响应其号召做出 "2000 年人人享有基本卫生服务" 的承诺；其二，我国是发展中国家，对医疗保障水平加以 "基本" 的限定似乎也顺理成章，与我国社会医疗保障体系 "保基本" 的基调相吻合。

这里要对本书为什么采取 "医疗保障服务包" 的表述而没有采取 "卫生医疗服务包" 或 "基本卫生医疗服务包" 的表述加以说明。这样表述主要目的是与我国目前关于制定基本卫生服务包并由财政筹资的政策主张相区别，强调本书所讨论的服务包是医疗保障范畴内的一种制度，是从医疗保障如何对其辖内服务范围加以科学合理限定的角度来切入的，是以我国医疗保障体系中三个主体医疗保险项目的精细化管理缺位问题为逻辑出发点的。这里有一个隐含的政策判断，那就是服务包必须要在医疗保障这一主体筹资和管理制度下制定，不能割裂开来。我国实现 "人人享有基本医疗卫生服务" 目标的主要途径还是医疗保障，这是我国建立全民医疗保障的大趋势决定的。因此，实质上本研究将医疗保障的服务包作为医疗保障内生的一部分，并不是一个孤立的卫生医疗服务列表。在我国的语境下，服务包这一概念等同于我国医疗保险的保险目录。

1.1.2 问题的提出

近年来很多国家政府对医疗保障的投入持续增加，然而政府投入增加不等同于医疗保障绩效的改善，投入的增加并没有完全转化为期待的效果。世界卫生组织数据显示，2009 年世界卫生组织成员国的健康投入平均占国内生产总值（GDP）的 10% 左右，然而另一方面据世界卫生组织保守估计，20% ~40% 的卫生投入被浪费掉了（世界卫生组织，2011），人口健康改善的边际效益一直在降低。诚然，由于卫生医疗技术的进步，人类攻克了很多疾病难题，征服了很多流行病，所以对于中等及以上收入的国家，国家健康水平上升的曲线已经接近拐点，卫生投入的边际效率开始降低。但这并不能成为投入绩效令人失望的借口，更不能成为政府就此放弃对于医疗保障改革的根据。一方面，人类对健康服务的要求越来越高，福利刚性必然推动医疗保障投入的持续增加；另一方面，人类生活方式发生巨大改变，疾病谱随之发生显著的、普遍的变化，这就对医疗保障投入的效果和科学性提出了更高的要求。自 2000 年以后，医疗保障服务包问题的重要性越来越凸显，成为实现医疗保障科学精细化管理，控制卫生支出上涨趋势，提高人民健康水平的重要政策支点。

医疗保障是社会保障体系中制度设计最复杂、管理难度最高的项目。作为卫生医疗服务费用的主要筹资来源之一，医疗保障是卫生医疗服务可及、可负担的重要影响因素；同时医疗保障在卫生体系中扮演着搭建需方和供方之间桥梁的第三方支付的角色，供需双方的行为与医疗保障相互制约、相互影响，所以医疗保障运行不仅受到健康风险不确定性和医疗保障相关设计，如供方支付机制等内生影响，也同时受到医疗服务市场道德风险、不适当激励、政府失灵等诸多外生因素的影响（李珍，2007）。近十年世界范围内卫生支出的非理性增长，医疗保障覆盖人群又不断扩张，医疗保障的管理就面对着更加严苛的挑战。在这样的背景下，如果医疗保障仍然单纯扮演一个第三方支付的角色，就无法与社会发展的需求相适应。医疗保障起到的作用应该远远大于筹资、补偿和风险分担。作为供需之间的桥梁，作为政府与卫生医疗体系互动的主要途径之一，一个理想的医疗保障体系应该具有管理的理念，要通过制度设计，将政府卫生资源科学规划的目标转化为卫生医疗服务的实践，使供需的行为形成合力，并与政府的目标相一致、相统一，使医疗保障起到资源分配指挥棒作用和引导、激励作用，最终实现提高卫生医疗体系效率和平等性并提高整体人口健康水平的终极目标。

那么如何向着这个目标完善医疗保障体系呢？各国的医疗保障体系几乎都长期处于改革状态中。改革的对象因各国情况而不同，改革重点可能在供方，可能在需方，也可能在保方，或者三管齐下，而改革的途径也因各国环境不同具有显著差异。无论追求的改革目标是什么，采取的改革措施是什么，一个医疗保障的核心问题无法回避：居民对卫生资源的需求是无限的，但医疗保障资源有限，没有任何一个国家的医疗保障可以满足居民无限的健康需求。这样，隐含的逻辑就是医疗保障只能保障一定水平的健康需求，必须对待遇水平加以限定。这样，一个首要的问题就是：如何限定医疗保障的待遇水平？

在上节讨论中我们提出，医疗保障的待遇水平有三个维度：人群覆盖面（保障的广度）、费用分担（保障的高度）和保障的服务项目/疾病种类（保障的深度）（见图 1－1）。资源约束条件下，医疗保障的待遇水平往往在医疗保障的三个维度之间权衡，此消彼长。在这三个维度中，扩大覆盖面从而逐渐实现全民保障（universal coverage）是自新千年开始国际医疗保障改革的大趋势。2000 年联合国 191 个成员领导人签署了《联合国千年宣言》，承诺通过医疗保障全民覆盖改善贫穷人口的健康问题。2005 年世界卫生组织第 58 届世界卫生大会以"可持续健康筹资、全民覆盖和社会医疗保险"为主题，号召成员国致力于全民覆盖目标的达成，让人人享有基本健康服务。在这样的趋势下，即便是美国这样的崇尚个人主义和"优胜劣汰"的国家，也在奥巴马上台后实施了一系列的医疗改革措施，拓宽医疗保障人群覆盖面。国际实践证明全民覆盖并不是高收入国家的特权，很多中低收入国家，如巴西、泰国、墨西哥、卢旺达，包括我国在内都在完成全民覆盖的道路上做出了一定成绩。根据世界卫生组织 2008 年的统计结果，57% 的中高收入国家、39% 的中等收入国家和 9% 的低收入国家都已经构建了覆盖全民的医疗保障制度。这是社会经济发展到一定阶段，社会对人权和平等的诉求所决定的。在人群覆盖面无法紧缩只能增加的情况下，医疗保障的费用待遇水平和服务待遇水平的界定对医疗保障资源利用限制来讲就更为重要。

一些国家选择了费用待遇这一经济性方式，将可获得的资金、资源作为控制保障水平的唯一标准。这是一种比较简便的管理方式。将资源的利用限制在有限资金内，简单地说就是"有多少钱，看多少病"。然而费用待遇无法解决一个命题：医疗保障资源的"有效"和"公正"的配置，也是国家卫生资源配置和卫生医疗体系的高级目标。例如资金可负担作为唯一标准的方式并没有回答国家重点疾病和一种罕见疾病在对医保产生同等经济负担的情况下，保障哪一种对于医疗保障效率的提高更有帮助。费用高、疗效好的治疗手段和费用低、疗效稍差的治疗手段应该选择哪一种。具有大量服务需求的常见疾病和需求较少的重大疾病，应该保障哪一类。在这些问题面前，资金可负担是唯一判断标准的方式是无力的，此外这种方式使医生和患者拥有大量的自由裁量权空间，而保方参与管理的能力很弱。类似的，采用医疗保障资金作为控制杠杆时，往往会设置共同保险、起付线等机制，这会导致医疗保障在不同收入阶层间的分配存在马太效应。

从服务待遇的角度对医疗保障水平加以限定成为一个必然却也颇具挑战的选择。2005 年世界卫生组织提出："如果一个国家致力于提高医疗保障的效率和平等性，改善分配的公正性，就必须在有限资源限制条件下将国家最重要的卫生医疗服务通过科学的程序和方法遴选出来，并集中资源在这些服务上（世界卫生组织，2005）。这样就可以有效防止资源在其他服务中消耗、蒸发。"然而从服务角度对保障水平加以限制，难度是非常高的。虽然医疗保障服务包的概念在医疗保障产生初期就存在（一些国家在医疗保障制度建立初期就排除了一些服务项目），但是服务包真正成为一种正式制度却是在社会经济、卫生医疗体系和医疗保障制度自身发展到一定程度时才出现的。服务包涉及复杂的技术问题、程序问题甚至很多社会道德伦理方面的哲学命题，对医疗保障管理提出非常严峻的挑战。面对着这样一个意义深远却颇具难度的制度，从理论和实践两方面对其加以研究是非常有必要的。目前，对医疗保障服务包进行研究有很多切入的角度，其中又以从医学和流行病学的角度对医疗保障服务包具体应该包含哪些服务项目或疾病种类的研究居多。研究服务包具体应该包含哪些项目固然非常重要，但本书认为从制度的角度对医疗保障服务包进行研究同样必要且重要。

这里要对本书中制度一词的指向加以说明。在本书中，制度有两个层面的指向：第一个层面是服务包制度本身，是狭义的，主要指服务包的构成要素（包括服务包决策程序、管理主体、权力结构和一系列规则等制度要素）；第二个层面是指广义的制度，采取新制度主义对于制度的定义（在第 3 章理论分析部分具体说明），主要是指服务包所处的外部环境，是超越了服务包本身的外生因素，包括国家体制、政治生态、经济文化等。因此本书的书名中"制度比较"也有两个层次的含义：一是比较服务包制度的构成要素本身；二是比较服务包的环境因素。为避免混淆起见，本书意指服务包制度本身时全部用"服务包制度"的表述，当单独用"制度"这一表述时就是大环境概念。这就衍生出了本书的两个主要研究问题。研究问题一：从服务包制度的角度，归纳总结世界上医疗保障服务包的主要模式并分析不同模式的主要特点；研究问题二：从服务包环境因素的角度，分析一个国家的服务包发展成为某种模式，其制度环境是如何产生作用和影响的。第二个研究问题拟在分析各国服务包制度本身的基础上前进一步，不再就事论事，不仅看制度的"表"，还要分析制度的"里"，目的是在发现服务包作为一种制度与其所处的环境如何匹配及寻找其发展规律方面做一些尝试，以期挖掘国际经验对我国的启示意义。

1.2 研究方法和逻辑结构

1.2.1 研究方法

（1）文献研究

本研究检索的数据库主要包括综合类、经济类和卫生类，另外还包括国际组织和各国政府或相关机构的官方网站。具体数据库有 Elsevier，John Wiley，PubMed，Proquest，BMJ，Jastor，World Bank，World Health Organization，OECD，UNICEF（United Nations International Children's Emergency Fund）和世界卫生组织成员国政府的英文网站。纳入的文献类型有描述型研究、实验研究、综述型研究、经济学模型研究、国际机构和国家的研究报告、政府资料和会议材料等。从能够检索到的关于医疗保障服务包的文献数量来看，相关研究还是比较有限的，其中以服务包构成要素的客观描述和国际经验分享方面的文献资料为主。排除了非汉语和非英语的文献，共纳入 165 篇文献，研究内容多是关于服务包内容、遴选技术和实施方案的介绍（156 篇），大部分为单独一个国家情况的介绍，也有部分为国际比较的研究，还有小部分文献是关于服务包管理组织的研究（9 篇）。本书在对服务包历史发展脉络和各国情况的客观描述时，主要运用的是文献研究的方法。

（2）规范研究和实证研究相结合

实证研究通过对事物本来面目进行客观的描述来回答"是什么"的问题，通过客观存在来验证某种假设或结论是否正确，进而回答"如果进行某种选择，将会产生什么结果"的问题。本书在刻画服务包历史发展轨迹和分析不同模式的代表国家时，主要运用实证研究方法。规范研究方法一般用归纳和演绎的方法，在某种价值判断基础上，采用逻辑推理解决"应该是什么，应该怎么样"的问题。本书拟运用规范分析方法，在上述实证分析基础上，对个案进行归纳，试图揭示服务包的"规律性"因素，以此来评判我国基本医疗保险服务包的现状，并解答我国相关制度应该如何发展的问题。

（3）案例研究法和比较研究法相结合

本书在对服务包代表国家进行分析时采用的是案例研究法。案例研究是一种典型的通过定性分析说明或验证某一个问题的研究手段，具有情景性、独特性。案例研究的主要目的是为了深刻揭示蕴含在研究对象中丰富个体的特征。本书将根据一定分析框架对服务包代表性案例进行结构性描述和分析。而案例研究的弊端就是无法对研究对象中各单元元素进行综合比较，因而得出的结论往往比较个性化而不具有普适性。比较研究可以弥补这一不足。比较研究是根据一定的标准，把具有联系的事物放在一起考察，揭示其同一性和差别性，从而探索规律，提出关于可移植性的讨论。比较研究既是一种逻辑思维方法，也是一种具体的研究路径。本书在完成各国情况客观描述后，拟运用国际比较的研究方法对各国进行比较分析。

1.2.2　逻辑结构

本书的逻辑结构如图 1 - 2 所示，主要阐释如下：第 1 章是导论，从医疗保障水平的三个维度和国际趋势两个角度出发阐明服务包制度学术和实践的重要性，引出了本书的研究问题。第 2 章是对国内外相关文献的梳理，在综述国内外的研究现状的过程中提炼出服务包制度构成的结构性要素，作为后文提出整体分析框架的基础。第 3 章是相关理论和分析框架的提出。从理论角度揭示服务包的实质，并据此从理论层面上提炼出服务包制度的潜在影响因素，进而提出了"服务包三层次分析框架"。在接下来的四章中，运用该分析框架，分别从服务包的历史发展轨迹和三个代表国家案例的分析来回答本书的第一个研究问题。第 4 章是对服务包发展轨迹的梳理，从历史纵剖面的视角考察服务包的缘起、发展、改革和完善，其中介绍了世界卫生组织 191 个成员相关发展和现状。这部分是一个系统的历史发展回顾，从一个全球纵观的视角，对服务包进行综合的、粗线条的刻画。目的之一是从历史发展的角度验证分析框架，目的之二是通过国际实践的全局性考察，总结出国际上具有代表性的服务包制度模式。接下来的第 5 章、第 6 章和第 7 章是对不同模式的代表国家的案例研究，分别详细介绍了三个典型国家服务包的构成要素并分析服务包要素与环境背景因素的互动关系。第 8 章运用比较分析的方法对三个国家的案例进行归纳和分析，总结服务包要素与制度因素的互动关系并总结出服务包发展的规律性因素，作为提出完善我国相关制度的政策建议的基础。最后在第 9 章提出构建和完善我国医疗保障服务包制度的一般构想。

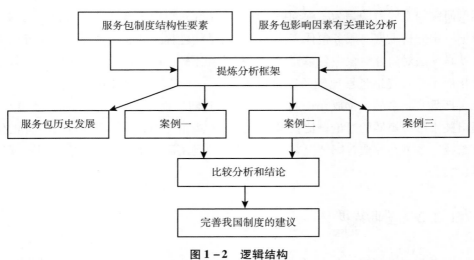

图 1-2　逻辑结构

1.2.3　创新和不足

第一，突破了服务包研究在循证医学、流行病学和医疗技术评估的学科领域的研究局限性，不再从医学或卫生技术评估的角度研究应该纳入哪些卫生医疗服务，而是以公共管理学作为学科基础从制度的角度，将服务包作为医疗保障的一个维度，作为医疗保障对其资源进行管理的一个载体进行研究。第二，纵观国内外现有服务包的文献，研究基本停留在服务包的某一个"点"上，如对服务包的内涵的研究或技术方法的研究，尚未将服务包制度通盘考虑。本书将填补这个空白，系统、综合地研究服务包制度各个构成要素，并在此基础上归纳抽象出世界上不同的服务包模式。第三，本书在研究服务包制度本身的基础上，再问一个为什么，即尝试挖掘各国不同服务包模式的根源所在，考察服务包制度构成要素与制度环境影响因素的互动关系。本书从制度环境角度入手尝试挖掘服务包影响因素并试图归纳出服务包发展的规律性因素的努力是服务包研究领域的一个全新尝试。

本书是一篇探索式的研究，尚存在一定深度和广度上的不足。首先，本书的分析框架尚不够完善。目前提炼的服务包影响因素仅是部分主要因素，目的是让庞杂的影响因素分析有条理性和逻辑性，在以后的研究中，分析框架的完整性上有待进一步完善，影响因素的分类和逻辑性也有待进一步加强；其次，本书主要利用的是观察法和经验解释法，对医疗保障服务包制度的形成及其影响因素的关联性（因果关系）进行一般性的、猜测性的解释和分析，尚没有结合定量研究方法或加以更加系统的分析，获得更具说服力的知识；最后，本书在实证经验方面根据国家的代表性，选取了英国、美国和泰国，在以后的研究中可以进一步扩充，在这三个国家的分析上也需要进一步深入挖掘。

第 2 章

医疗保障服务包研究综述

　　本章对医疗保障服务包的现有研究进行梳理和综述。从研究内容上看包括：①对服务包内涵的研究，主要探讨服务包的理念、包含的服务项目或者病种以及表现形式的问题（Ward and Johnson，2011；Mason and Smith，2005；胡善联，1995；中国基本卫生服务及国家基本卫生服务包研究课题组，2007；中国卫生政策支持项目国民基本卫生服务中基本医疗服务的提供，华中科技大学课题组，2007）；②服务包管理架构的相关研究，主要探讨谁是服务包制定的主体，各主体权力如何配置和协调的问题（Chalkidou et al，2009；Tunis et al，2003；Wilensky，2006）；③服务包技术程序的问题，主要探讨服务包制定在技术上如何实现和程序如何安排的问题（Bobadilla，1998；National Institute for Health and Clinical Excellence，2007；World Bank，1993；Rawlins，2004）。这些内容共同构成了服务包制度，在本书中，我们将这些内容称为服务包制度的构成要素。从研究路径来看，对于医疗保障服务包的研究可以分为两个大类：一类是规范研究，即从临床医学、流行病学、保险学等不同学科角度，对服务包制度应该如何构建提出理论性探讨；另一类是实证研究，即对某个国家或者某些国家的服务包制度进行客观描述或进行国际比较。

2.1　服务包的内涵

　　关于服务包内涵的文献主要是对服务包的理念、表现形式和内容的研究。以实证分析为主要研究路径的文献以 1978 年世界卫生组织阿拉木图大会的报告和世界银行 1993 年的《世界发展报告》为主要代表，这两个报告也是服务包研究的开山鼻祖。由世界卫生组织和世界银行发起的研究，主要是针对发展中国家贫困人口卫生医疗服务的可及和可负担的问题，对服务包内容的界定主要以公共卫生和初级诊疗等成本低、收益高的服务项目为主。在 20 世纪 70 年代世界卫生组织的阿拉木图会议上，世界卫生组织（WHO）和联合国儿童基金会（United Nation Children's Fund）宣称：各国政府对于改善人民健康负有责任，必须采取社会经济措施保障人民的健康权力。世界卫生组织提出"政府要着重解决社会突出疾病问题，提供包括健康促进、预防、治疗和康复在内的综合服务"的原则，会议高度认可初级诊疗在改善人民健康水平和促进社会平等方面的积极作用，并且号召各国将推行初级诊疗作为完成社会公正理念下"全民享有健康生活"这一世纪目标的关键社会、经济政策。会议报告中将初级诊疗等同于政府应该承担起的卫生医疗服务的责任范围，认为初级诊疗是国家卫生医疗体系，甚至国家社会经济发展的一部分，并且是核心部分，是人民与卫生医疗体系接触的第一个平台，是"整合健康干预"（continuing healthcare process）的第一步。在涵盖服务内容上，会议提出要"着重解决社会突出疾病问题，提供包括健康促进、预防、治疗和康复在内的综合服务"的原则，并做出基本卫生医疗服务涵盖内容的最低要求。世界卫生组织要求政府保障的卫生和医疗服务的最低要求是：①国家主要疾病的预防、控制和管理；②食物供给和合理膳食；③食品和水的基本安全和卫生；④孕产妇和儿童健康服务，包括家庭计划；⑤主要传染疾病的防疫；⑥地方病的防治和管理；⑦国家主要疾病的适当治疗；⑧基本药物（世界卫生组织和联合国儿童基金会，1978）。

可以看出，世界卫生组织认为各国应该高度重视公共卫生服务和初级诊疗服务，这也是我国当时的卫生体系受到世界卫生组织的高度评价的原因。阿拉木图服务包的目标主要是健康的改善，其理念中蕴含着社会平等、人权等理念因素。在制度设计上，会议并没有提出具体的标准，仅是提出"初级诊疗/基本卫生医疗制度要根据本国经济、社会文化和政治特色因地制宜，并且要符合社会医学、生物医学和公共卫生的研究和实证经验"。

世界银行于 1993 年再一次掀起了服务包的研究热潮。世界卫生组织《1993年世界发展报告——健康投入》从卫生投资效率的角度，提出各国政府应该承担起界定一个卫生医疗服务包的责任，从而缓解贫困人口的就医难问题，并提高卫生投入的边际效益。报告提出虽然经济、社会和医学发展使人类健康有了大幅度的改善，但是仍然有很多问题有待解决，尤其是发展中国家仍然面对严峻的疾病负担。世界银行研究发现各国普遍面临着医疗保障与国家重点疾病背离、与社会平等相左、效率低下和健康费用飞涨等问题。在这种背景下，世界银行、世界卫生组织和联合国儿童基金会合作，发布了以"为健康投资"作为主题的《世界发展报告》。报告认为发展应该是人类全方位的发展，健康是人类发展的重要指标和前提，而对健康进行投资是国家改造传统经济、保障经济发展的关键措施，所以要处理好经济发展、健康政策和人类健康的关系。报告认为很多疾病问题所造成的健康、经济和社会损失都是可以以很低的成本预防或治疗的，比如当时低收入国家的主要疾病问题是急性传染性疾病，而国家健康投入主要用于专科和三级医疗服务，导致资源配置与需求不匹配甚至扭曲。报告号召各国政府应该在卫生医疗领域承担更多的责任，并且要优化卫生资源配置。根据对几百个国家流行病学和医疗成本的实证研究，报告建议政府健康投入要以国家重点疾病和卫生医疗服务项目的成本效益这两个标准进行配置，尽量减少对于三级医疗的投入，增加对预防和主要疾病负担的投入和管理。报告首次提出"基本卫生医疗服务包"的概念，认为"基本卫生医疗服务包"可以分为"最低限度的卫生医疗服务"和"必要卫生医疗服务"。"基本卫生医疗服务包"是发展中国家对人民的最低健康保障，而其他国家要根据本国的经济情况，扩充服务包的内容和待遇水平。"最低限度服务包"涵盖计划免疫、学校健康服务、家庭计划和营养、控烟酒计划、环境计划和艾滋病预防等项目；"必要医疗服务包"涵盖以下五大类项目：孕期和哺乳期有关的治疗、优生计划、肺结核、性传播疾病和儿童时期主要的急性病。报告认为政府卫生投资应该集中在这两个服务包范畴内，凡是范畴之外的，政府没有义务承担，应该由个人付费。政府要界定哪些健康服务是非基本医疗范畴，对于非基本服务，政府应逐步降低其资金投入量。世界银行报告首次从国家经济的视角研究服务包，赋予了服务包经济性的目标和理念。

在世界卫生组织和世界银行的影响下，很多中低收入国家都按照这种理念和方式制定了本国的基本卫生医疗服务包。介绍各国实践经验的文章以实证研究为主。伊拉克基本卫生医疗服务包涵盖的服务种类有孕产服务、儿童和成人免疫、传染疾病的治疗和控制、营养、国家重点非传染性疾病的治疗和预防（心脑血管疾病、糖尿病、关节炎、肠胃疾病、慢性肺阻和肾病）、精神疾病、急诊疾病、食品安全、环境健康和学校健康、健康教育、诊疗服务和基本药物（伊拉克卫生部，2009）。1999年斯里兰卡根据社会福利最大化的理念，纳入基本卫生医疗服务包的内容有：健康促进项目、计划生育服务、食品安全监测、妇幼保健项目等十项。墨西哥按照不同卫生医疗服务的性质区分了两个大类的服务，并根据服务性质的不同制定不同的筹资方案：公共卫生服务属于纯公共物品（如环境卫生和流行病的防控等），应该有政府财政筹资，一些具有显著外部性的疾病（如艾滋病）的防治也属于政府财政筹资的范畴。其他诊疗服务项目也被分为两个类型，一是费用低、使用频率高的服务，称作基本卫生医疗服务包；二是费用高、使用率低的大病服务和专科服务。这两部分服务由不同的医疗保险承担筹资（石光，雷海潮，钟东波，2009）。印度制定卫生医疗服务包的主要目的是保证卫生服务提供的均等性和标准化。服务包由三个部分构成：核心服务包（公共卫生服务和一般门诊治疗）、基本服务包（住院治疗）和二级服务包（基层转诊病人）。可以看出，在中低收入国家，服务包往往区分了不同保障层次，并且以成本效益最高的服务项目为主，达成用最低的花费得到最大健康支出、减少卫生支出、改善弱势群体健康服务可及性的目标。

在高收入国家，服务包理念和形式呈多样化。高收入国家的医疗保障一般都提供综合性服务，服务包被赋予了实现减少"搭便车"行为、改善分配效率、改善平等性、控制卫生支出增长、减少道德风险、提高政策决策的民主参与等多重目标（Khosa，Söderlund and Peprah，1997）。在服务包具体内容上，一般都是按照门诊、住院、康复、急诊、牙科这样的大门类划分。波利科瓦斯基（2002）比较了法国、德国、卢森堡、新西兰和荷兰医疗保险服务包涵盖的种类和范畴，分析发现这些国家在服务范畴上都包含了住院服务、门诊服务和某些预防服务。其中德国和新西兰服务包的综合性最强，除了上述服务分类之外，还包括了康复服务、处方药、家庭护理，甚至包括就医交通的费用补偿和欧盟跨国就医。斯特格（2005）总结了欧盟九国卫生医疗服务包的分类法和待遇水平，分析了分类法的合理性。斯托尔克和吕腾（2005）在对荷兰的服务包分析中介绍了荷兰三支柱的医疗保障体系，包括：第一支柱——长期护理（由财政提供筹资）、第二支柱——一般诊疗服务（由社会医疗保险或者私人保险筹资）和第三支柱——昂贵服务。其中第一支柱和第二支柱的服务包是根据《疾病基金法》规定的，而政府为那些不具备社会医疗保险条件也未达到商业医疗保险准入门槛的群体，单独制定了基本服务包（《医疗保险可及法案》，1998）。与多数国家一样，荷兰法律层面也没有清晰地界定服务包的内容，只是有一些服务门类的区分，细化法条的责任是由政府行政部门，包括卫生部门和福利部门承担的。

我国基本卫生医疗服务包的实践探索可以追溯到计划经济时期（20世纪60年代）。我国20世纪60年代城乡初级卫生诊疗的实践受到世界卫生组织的高度评价，但是我国学界的研究相对较晚。

我国对基本卫生医疗服务包的研究可以分为两个历史阶段。第一个阶段是在1993年世界银行提出基本卫生医疗服务包的概念后。能够查实的最早的文献是在1994年，中国人民大学的李稚和陆志军结合我国情况，对世界银行1993年的《世界发展报告》进行了翻译和评介。文章肯定了世界银行报告在我国当时阶段的政策意义，建议政府在医疗保障方面发挥更多的作用，营造一个利于人民健康的经济环境，重新分配卫生资源，向中低收入群体倾斜（李稚，陆志军，1994）。胡善联（1996）借鉴世界银行的研究结论和世界上实施基本卫生医疗服务包制度的国家经验，综述了基本卫生医疗服务的界定标准、方法、内容和成本预测。这篇文章是我国最早在理论层面上系统研究基本卫生医疗服务界定的原则和内容。文中明确了界定基本卫生医疗服务的原则：①针对国家主要的健康问题；②成本低、效果好的干预措施；③重要疾病负担；④经济可支付；⑤覆盖率的要求。1995年，胡善联借鉴世界银行的主要研究结果，在我国30个贫困县进行详细费用调查，研究制定出适合我国的基本卫生医疗服务包，并预测了服务包的人均成本为2.7元（实际值）和7元（需要值）。服务包主要包括十五项妇幼卫生服务："计划生育、计划免疫、住院免疫、妇女病筛检及治疗、产前检查、产后防治、生长发育检测、儿童体检、佝偻病治疗、子宫脱垂治疗、尿瘘治疗、贫血治疗、宫颈癌保健、婚前检查"（胡善联，1995）。这一阶段的研究并不多，犹如星星之火，但没有形成燎原之势。这一轮关于基本卫生医疗服务包的研究主要停留在观点性探讨的层面，没有深入的理论分析，也没有得到实践界的重视，结果这一轮学术探讨也在几年之后几乎销声匿迹了。20世纪90年代初期和中期，这一轮学术探讨的夭折，一是归咎于没有适合的制度发展的土壤，20世纪90年代中期，我国发展战略仍然停留在经济发展为导向，社会发展比较滞后的阶段，民生问题并没有被摆在政治议程的首要地位，在这种宏观背景下，医疗领域改革并不是重点，自然会被搁置；二是归咎于免费服务提供的理念与我国开始摒弃"大锅饭"的计划经济理念的时代大背景以及医疗服务领域和医疗保险领域改革大方向产生背离，无法整合到改革的洪流中。

我国第二次对于基本卫生医疗服务包研究的高峰是在我国中共十七大和最近一次医疗改革（2009年）后。胡锦涛提出"人人享有基本医疗卫生服务"的医疗改革目标,那么何谓"基本"就成为政策和学界热议的话题。从 2008 年至今,学界和政府对服务包的研究都很重视。2006 年国务院发展研究中心将服务包分为"公共卫生"和"基本医疗"两类。王宪祥等(2010)也将服务包分为公共卫生和基本医疗两个部分。公共卫生服务包涵盖公共卫生服务、准公共卫生服务、社区辅助检查零收费和基本药物零收费四级服务包;基本医疗服务包分为五级:急诊急救、孕产妇住院和分娩、妇女儿童大病就医、住院手术、全部大病的就医服务。由天津市卫生局和卫生部统计信息中心等机构组成的《中国基本卫生服务及国家基本卫生服务包研究》课题组(2007)和卫生部委托华中科技大学的中国卫生政策支持项目《国民基本卫生服务中基本医疗服务的提供》等课题都在我国基本卫生医疗服务的内涵、筹资、提供方面提出了见解。

我国最近一次学术探讨并不是对基本卫生医疗服务包制度的旧话重提,而是被赋予了新时代的含义。主要有以下三个特点:①对基本卫生医疗服务包制度的理论根源和对我国的实践指导意义进行了深入探讨;②在一定程度上借鉴了世界银行、世界卫生组织和各国的经验,如北京大学公共卫生学院和卫生部统计中心的杨莉等利用元分析的方法,比较系统地梳理了国外低、中、高收入国家的相关研究,分析各国基本卫生医疗服务包内涵、内容和界定原则(杨莉等,2009);③理论结合了实践,卫生部在重庆、天津等地进行了基本卫生医疗服务包试点。

在服务包的规范性理论探讨方面文献相对有限,主要是从纯临床医学、流行病学和技术的角度界定哪些疾病是重点疾病或从卫生经济学、保险学和医学伦理学角度入手探究国家医疗保障应该承担哪些服务的筹资责任。沃德(Ward)和约翰逊(Johnson)(2011)探讨美国的奥巴马医疗改革以后,强调医疗保险只应保障"必须"的卫生医疗服务,但是对于"必须"的概念尚未厘清。他们对三组概念进行了区分:①分析了"治疗必须"和"必须的卫生医疗服务"之间的区别。他们认为世界各国的立法或纲领性政策中几乎都是按照"必须卫生医疗服务"为标准界定医疗保障应该提供哪些服务的,而各国却几乎都没有明确界定何谓"必须的卫生医疗服务",更没有明确如何建立政治或政策程序来界定何谓"必须的卫生医疗服务"。在传统上,各国都是按照医生认为"治疗必须"为标准,然而越来越多国家的实践证明,在发展过程中"患者安全,治疗有效"等"医学需要"的标准已经逐渐被经济考虑影响甚至代替,各国政府往往将"医学需要"与"经济考虑"捆绑在一起作为评估"必须的卫生医疗服务"的条件,做出某种服务能否纳入医疗保障报销范围的决策。此外,随着国际民主进程的深入，公正、平等理念也影响着服务包的内容。因此虽然在纲领文件中没有明确提出，但是"必须的卫生医疗服务"绝对不等同于"治疗必须"。②区分了"需要"和"需求"。这两个词都是经济学的名词，在经济学的语境下，"需要"是平等和公正的衡量标准，而在服务包的语境下，"需要"往往是一种主观的欲望；"需求"则被定义为"合理的需要"，指那些在道德、政治、技术、经济等方面都可行（尤其是经济上可行）的"需要"（本书在提及需要和需求时就是按照这种区分标准）。他们的结论是在医疗保障资源有限的情况下，必须通过服务包来限制服务提供的范畴和种类，即按"需求"界定"必须的卫生医疗服务"。梁鸿（2005）将基本卫生医疗制度放在我国医疗保险制度的大背景下考虑，结合信息不对称、道德风险和社会公正等理论，认为基本卫生医疗服务包是解决我国卫生医疗体系内存在的供方行为扭曲，遏制医疗费用膨胀，保障基本医疗保险的公正性和提高资源使用效率的有效途径。熊威和葛国曙（2010）将平均主义作为基本卫生医疗服务的理论根源。还有学者从公共产品理论、经济学理论（曹伟燕等，2008）、供方理论、需方理论和产品层次理论（马安宁等，2008）等出发界定服务包的范畴。赵曼和吕国营从保险学的角度对我国社会医疗保险"保大病、保小病之争"和"个人账户是否应该存在之争"提出了见解，文章在被保人风险厌恶的假设下，分保险机构运行成本和利润均为零以及利润不为零的情况，在考虑了道德风险因素之后，提出了从保险学角度医疗保险应该保住院、保大病，但是如果考虑社会保险的政治和社会属性，保小病也是理所应当的分析结论，认为在这样的分析结论下，我国统筹保大病、个人账户保小病的制度设计是最完美的。

2.2 服务包决策和组织管理

服务包的决策和组织管理方面的研究相对比较滞后，是从 2000 年以后才开始出现的，而且一般出现在服务包技术相对成熟的国家。由于研究历史的短暂，有关服务包决策和管理的组织方式、组织性质和组织能力建设以及与其他主体的权力分配和制衡的相关研究相对非常有限。一般来讲，发达国家对服务包组织机制建设比较重视，发展中国家则更加强调技术能力本身，对决策和管理组织的重视比较有限，所以有关服务包决策管理组织层面的研究主要集中在发达国家。在规范性研究方面，自 2000 年以后很多专家开始认为简单地从技术角度寻求服务包决策的解决方案的尝试已经宣告失败，服务包决策和管理能力在很大程度上取决于相关机构的能力，而技术评估是否有说服力、是否有权威性、是否能够影响决策的主要影响因素就是机构的组织能力建设（Holm，2000；Haudemaekers & Dekker，2003）。同样的，卡皮里、诺海姆和赫根霍根（Kapiriri，Norheim & Heggenhougen；2003a）认为决策机构能力欠缺是服务包技术评估与决策脱节的主要原因——循证数据永远不可能绝对充沛，技术的完美永远不可能达到，应该更加重视建立最优的服务包决策机构和组织（Kapiriri，Arnesen & Norheim；2004），做出最系统的判断，最大程度体现服务包制定的核心价值（Kapiriri，Norheim & Heggenhougen，2003b；Kapiriri & Norheim，2004）。世界银行《2000年世界发展报告》在总结 1993 年世界发展报告实践成果时，指出很多发展中国家都已经按照疾病负担和成本效益的原则制定了本国的基本卫生医疗服务包，但是目前的问题是技术可以模仿，组织建设却不能模仿，服务包需要在制定和实施环节与一国的相关制度相适应，否则服务包便只是一个孤立的技术标准。一个国家资源越稀缺，服务包的政治敏感性越高，社会民主意识越强，决策管理机构的合法性、权威性和决策质量就越重要。兰桑等（2000）指出目前对于服务包研究，技术方面颇多但体制机制方面的研究非常欠缺，在组织方式上提出了以需求为导向，多种利益相关者参与的决策组织方式模型（见图 2-1）。医疗改革联盟（2008）研究认为成本效益分析的组织治理架构可以由一个独立的、统领式的专

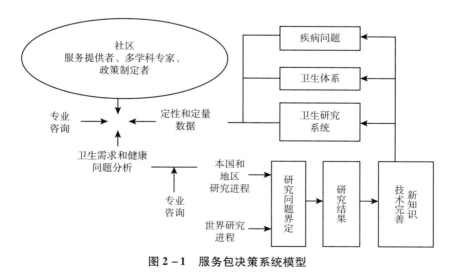

图 2-1　服务包决策系统模型

资料来源：Lansang 等（2000）。

业机构主导，由其他部门辅助，也可以依托在一个政府机构内建立专门的部门、小组或项目，但是必须要脱离政府的控制和任何利益相关者的影响，完全中立。

在实证研究方面，2008 年，世界卫生组织认识到有很多国家虽然制定了基本卫生医疗服务包，却没有得到很好的实施，究其原因，是服务包的制定与现实环境脱节，没有充分考虑到预算限制，也没有考虑到实施环节配套人员问题，这是服务包技术与组织建设没有衔接的结果（WHO，2008）。类似的例子如米勒等（2011）介绍马拉维在实施基本卫生医疗服务包过程中遇到了种种制度性障碍，如服务包合理性受到实施环节的质疑，在实施环节决策机构没有权力监管，导致服务包在实施环节落空。查尔科杜等（2009）比较了英国、法国、澳大利亚和德国的卫生医疗干预措施的成本效益决策，认为利益相关者参与度，操作过程的透明度，机构独立性、权威性、合法性等制度因素是服务包成功的必要因素。2005年欧盟组织成员国开始对各国的服务包组织实施情况进行系统梳理，是目前最全面的关于服务包决策组织的研究。巴斯等（2005）总结了德国联邦层面、地方层面和公司层面（corporatise level）服务包的决策和治理机构，详细介绍了地方层面、联邦政府和自治组织在服务包制定和治理过程中的职责划分，其中重点介绍了德国政府将决策治理的主要职能授权给职业自治机构，由职业自治机构负责基金的使用、被保险人准入、财务平衡等，当然也包括保险基金用于哪些卫生医疗服务的服务包问题。这些职业自治机构具有高度自主权，其权力是正式的、权威的，在法律之下，职业自治机构的决策具有准法律的效应，联邦政府仅扮演监管者的角色，地方政府权力更加有限。德国的问题是由于德国社会医疗保险基金的碎片化，负责管理基金的专业自治机构也存在同样问题，不同基金间差异较大。德国医疗保险基金委员会负责协调平衡不同基金之间的差异。比尔德等（2005）介绍了丹麦国家卫生服务体系中，立法是服务包最重要的依据；在立法之下，政府行政机构如国内卫生部门、公民事务部和国家卫生委员会负责将法律的纲领性语言详细化，转化为可以执行的政策细节并实施监管，此外公民健康权力即国家卫生服务体系对服务范围和种类的界定（entitlement）的治理机构包括了患者上诉委员会、社会上诉委员会等患者权力保护的自治机构。贝朗格等介绍了法国社会医疗保险体系下服务包决策和治理的组织结构：立法（《社会保障法》L321 -1，L162 -1 -7，L162 -17 和 L165 -1）是详尽列式式服务包的基础，卫生行政部门自 2004 年以后，开始针对新的医疗技术作医疗保险准入，卫生部门的决策是根据专门的技术委员会的意见做出的，以国家医疗服务评估和准入委员会

（National Agency for Accreditation and Evaluation in Health Care，ANAES）的意见为主。除此之外，医生团体的影响也会被考虑。斯托尔克和吕腾（2005）在对荷兰的服务包分析中介绍了荷兰三支柱的医疗保障体系。在荷兰以社会医疗保险为主多种形式为辅的医疗保障体系中，立法机关同样是服务包决策和治理的最高权力主体，与服务包相关的多种法律法规并存，如《健康保险法》《精神卫生法》《社会保险法》《农民社会保险法》等。法律之外，中央政府负责监管个人和机构的法律依从性，地方政府负责辖区内的监管；国家健康保险基金具体细化法律条款下服务包提供的服务项目的职权（Kozlerklewlcz et al，2005）。

2.3 服务包技术程序

服务包的技术程序主要包括：①服务包的遴选指标和方法。②服务包的制定程序。包括不同指标的评估顺序，不同指标被赋予的权重，不同权力主体和利益相关者参与的机制和过程，技术结果是怎样与政策衔接的问题等。事实上，至今为止，仍然有很多国家（也包括高收入国家）在确定服务包时并没有进行或没有完全依靠纯技术评估，至今还有很多国家仍然在利用传统的专家咨询法，或是根据法律、法规、区域卫生规划等宏观政策规定医疗服务的待遇，或以经济支付能力为标准，如规定每年门诊/住院天数、起伏线、封顶线（刘小兵，2002）。本书对这些传统方法的文献不作具体论述。

有关服务包技术程序的文献又以服务包的技术指标和技术方法的研究为大多数。指标和方法的研究主要分为两类。第一类是纯技术类的文献，介绍技术方法本身。第二类是关于国际实践中采用技术指标和方法的经验和教训的研究，其中有实证研究也有规范研究。关于诊疗有效性指标及其评估方法的研究主要集中在循证医学和流行病学领域，包括实用的循证决策方法、系统评价的方法等（如胡善联，2007），在本书中不作具体的探讨。关于卫生经济评估指标（如成本、成本效用、成本效益、比较效益法等）及根据卫生经济评估指标来配置卫生资源是对服务包的一大突破性贡献。早期关于卫生医疗服务经济性评估的文章可以追溯到 20 世纪 70 年代末（Shepard & Thompson，1979；Drummond et al，1987），自 1993 年《世界发展报告》发布以来，关于服务包遴选和决策如何以及应不应该引入经济性评估的文章汗牛充栋（Schulenburg & Offmann，2000；Polo et al，2005；

Kulp，2005）。在卫生经济评估标准教材中（Drummond et al，1997），经济性评估被定义为：对卫生医疗服务投入和产出的比较。基本假设是如果预期的收益大于成本，就证明投入是正当的，就可以纳入服务包，在实践中经济性分析往往还加上一步，即如果成本大于收益，还要比较该项服务与类似的可替代服务孰优孰劣，这就是比较效益分析。具体指标包括成本、成本效用、成本效益、比较效益法等。关于这些经济性指标的采用，如果按照评估的科学性（不含主观判断）排序，成本本身是最好的，成本效益其次，成本效用再次，最后是比较效益法；而根据对最后政策决策的实用性排序，顺序正好颠倒过来，比较效益法对政策决策的借鉴性最强，而成本本身最弱。在经济性评估的众多指标中，由于成本效益在两个主要方面都差强人意，所以成本效益是目前使用最广泛的经济性评估方法。

　　成本效益评估是以经济学中边际效益为原理的方法。成本效益评估是在安全性和有效性的基础上，衡量边际收益和边际成本关系的方法（如图2－2）。

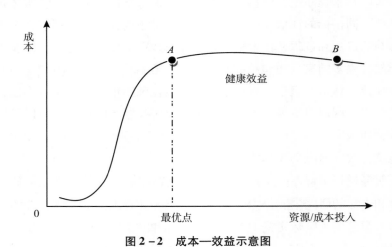

图2－2　成本—效益示意图

　　在A点以前，每一个单位的卫生投入带来的收益都大于成本；从经济角度看，A点是资源投入的最优点，健康收益最大。A点以后，随着资源投入成本不断上升而健康收益曲线斜率变小，投入—产出上升驱缓；在B点边际收益（每增加以单位资源获得的收益）驱向于0（Shi & Singh，2004）。一种昂贵的诊疗项目当利用合理时，很可能是成本有效的，例如CAT scans（computerized axial tomography）比传统X射线成像（X－ray images）要昂贵很多，但是CAT的利用大大改善了之前探查术（exploratory surgery）和患者开刀手术的治疗效果并降低了风险（Nitzkin，1996）。所以，当 CAT scan 被正确使用时，效益是大于成本的。

成本—效益分析兼顾成本和效益的考量，但我们在前面的讨论中已经提到成本—效益的科学性并不理想，一个主要原因就是对成本和收益具体量化有很大困难。采用成本—效益指标最理想的状态，就是所有成本和效益都可以用货币衡量，这样技术评估就可以实现客观而严谨的定量分析。这样的纯货币化衡量必须建立在四个前提下：①病情可以被清楚地确定和诊断；②疾病可以通过适当治疗得到缓解或控制；③收益或健康结果可以用货币衡量；④治疗成本也可以用货币衡量。对于健康收益的货币化，生命调整质量年（Quality-Adjusted Life Year，QALY）是一个常用的衡量健康收益的指标。通常情况下，一个 QALY 被赋值 10 万美元。QALY 是目前使用最广泛的衡量健康收益的货币化指标，很多学术研究和政策实践都采用了这个方式，如卡尔特和麦克莱伦（2001）利用 QALY 证明在心脏病、新生儿体重过低、抑郁症和白内障这四个病种之间，技术进步带来的收益大于产生的成本；乳腺癌的治疗成本则几乎等于收益。虽然这个被理想化的指标应用很广泛，但是对其的质疑和诟病仍然很多。因为在实践中成本和效益完全用货币来衡量是一种极度经济学抽象的方式，并不完全合理（Wan，1995）。如风险和机会成本都是非常重要的非货币性成本。大多数的诊疗项目不是完全安全的，在具有显著健康收益潜力的同时，也存在不同程度的风险。很多诊疗项目可能造成由治疗引起严重症候（iatrogenic illnesses）、损伤，甚至死亡，而这些成本都很难衡量。再如患者和家人的心理压力等成本也无法货币化。除此之外，QALY 还未考虑到服务效率、年龄、未就诊率、伤残严重度、干预时诊断正确率、干预的效能和效果、贴现率等因素的影响。在实践中很多时候技术评估者在成本—效益分析的同时，再根据上述影响因素对 QALY 进行不同权重系数校正。除了 QALY 外另一种方式是用资源投入代替 QALY，如医生投入时间、服务量（number of service unit）、需要的空间和时间、需要专业化的程度等；而收益用健康结果衡量，包括治疗效果、期望结果（prognosis or expected outcome）、存活年（years of life saved）、期望寿命增加量（increase in life expectancy）、提前恢复工作（early return to work）、患者满意度（patient satisfactory）、生命质量（quality of life）等。

因此很多时候成本效益评估的结果并不精确，也基本不客观。一般情况下，这些评估都很大程度上依赖专业人员的判断和专家意见（Shi & Singh，2004）。

但是根据成本—效益确定保障范围的理念毕竟是比较先进的，对卫生资源的合理配置、费用控制和服务质量提高和规范性增强都有积极作用（Garber，1994；Jena and Philipson，2000；Hoffman and Pearson，2009），吸引了很多研究者和政策实践领域的目光。由于很多国家借鉴了成本—效益分析方法，这方面的实证研究也有一定积累。博瓦迪利亚（1996）发表了一个重要的报告，回顾了1993年到1996年中低收入国家制定基本卫生医疗服务包的经验，强调了经济性评估的重要性。鲍尔和伊诗贝格（1998）认为美国管理医疗的蓬勃发展为成本—效益分析的引入开辟了时间窗口，虽然某些制度基础还比较薄弱，但美国的政策制定者应该考虑深入了解成本—效益方法，并将成本—效益变成商业政策和公共政策制定者的有力工具。斯托尔克和波利（2005）认为荷兰界定基本卫生医疗服务的标准仍然非常模糊，没有可操作性，应该引入成本—效益分析。加伯（2004）在引入成本—效益分析制定美国医疗保险服务包的方面做了大量研究，认为在美国医疗改革的背景下成本—效益分析是不二选择。类似的，切尔纽等（2007）认为美国的医疗保险应该以价值（value-based）为基础进行设计。肖恩（2006）认为美国的医疗照顾服务包应该根据科学的医疗技术和成本—效益评估作准入决策。李幼平等（2002）认为中国应该借鉴国际经验将卫生经济与循证医学评估结果与政府决策和医疗保险管理结合起来，在我国有类似政策主张的学术研究还有李军和杨国忠等（2001）。

关于如何将成本—效益这种边际分析与国家重点疾病的整体考量和宏观基金/预算结合起来，应用最广泛的方式就是20世纪90年代世界银行和哈佛大学共同研究的结果：将国家重点疾病作为服务包决策的第一重考量，再在重点疾病的治疗服务范围内，按照成本效益选择具体服务种类。萨哈等（2001）对于预防类服务的研究表明，成本—效益与诊疗有效性结合时，不仅仅应考虑当前的治疗效益，还应加入对未来效益的考虑，这样预防类服务的循证医学判断和成本效益判断才是一致的。如果说成本效益和诊疗有效性的衔接还比较紧密，那么成本效益这种经济价值为导向的方法是否符合社会伦理价值的有关探讨尚无结论。这些文献往往涉及到哲学层面的考虑。有些学者认为成本—效益这种经济性的评估排除了一些能够拯救生命的高费用医疗服务，这是不道德的（Loewy，1980）。这也是质疑成本—效益分析的主流观点。也有学者认为医疗保障资源的利用必须加以限制，为了少数人的利益使大多数人的利益受损也是不道德的（William，1992）。除了对道德性的质疑，成本—效益分析也受到来自公众、医生群体、医药企业等很多利益相关方的抵制，这方面的文献见金斯伯格等（2004）。

除了成本效益这种边际方法以外，另外一种技术方法就是立足于生理学和临床医学的分类方法，将不同病种进行分类，然后再根据保险学原理来限制医疗保险保障服务的范畴。根据生理学和临床医学的分类，可以按照临床的治疗方式将疾病分为门诊和住院两种，或者按照疾病特征将临床医疗病症分成以下七个类型：①日常维护病症。包括轻型病症、慢性病；功能性（非器质性病变）紊乱、轻微局部外伤或感染。②流行性、传染性疾病。③危急病症，指短时间内会致死或致重残的病症。④慢性非传染性疾病。⑤妇幼等特殊群体疾病。⑥地方病和职业病。⑦遗传性疾病。在这样分类的基础上，再根据罗纳德·德沃金的"审慎保险原则"（Prudent Insurance Principle）进行考虑。根据审慎保险原则，德沃金界定了一些临床价值较低的服务项目（如对 85 岁以上老人的昂贵治疗）和一些风险厌恶的潜在被保险者期望被保障的项目（如老年人的长期护理、不可逆的智商缺陷等）。根据保险学的原理：①日常病症的消费行为与一般消费品大致相同。根据古典经济学理论可以推论日常病症能够通过市场之手实现供需平衡，达到帕累托最优。因此无需政府通过社会医疗保险将日常病症强制纳入医疗保险保障范围。从经验数据来看，这些日常性病症大约会占到全部门诊疗量的 70% ~ 80%，需求巨大，若利用第三方支付方式，道德风险会加剧日常疾病对医疗保险基金的需求。慢性非传染性疾病，在稳定时期被等同于日常疾病。②流行性传染病、各种地方病、职业病，这类疾病具有很强的外部性，也有比较强的公共卫生属性。流行性传染病应该由政府财政支出承担。流行性传染病管理的最优方式应该是预防，所以流行性传染病防治应该由政府财政负担。③危重病症从保险学和经济学角度是最具有医疗保险资格的。根据世界卫生组织统计数据，危急病症一般不会超过门诊服务量的 1%，属于小概率事件，风险溢价高，基本可以排除道德风险和"搭便车"的现象。所以从保险学角度来看，常见疾病、老年慢性病、妇幼保健等不应该包含在服务包内。对于流行性传染病、危重病症、地方病和职业病具有比较大的不确定性，而且具有较大的风险溢价，属于风险性病症，应包含在服务包内。

关于医疗保障服务包制定程序的文献比较有限，一个原因是技术程序涉及组织机制的建设，在组织机制建设没有得到研究和实践重视的情况下，技术程序的研究无从谈起；另一个原因是制定程序的完善往往出现在技术方法完善之后，鉴于目前服务包技术程序的巨大争论，制定程序还是前瞻性很强的研究题目。罗林斯和库勒（2004）详细描述了英国根据诊疗有效性、成本效益和社会价值判断三个指标制定英国医疗技术评估和临床规范时的程序。在新技术准入 NHS 前，英国采取了成本效益增量这个比较的概念而不是绝对值的准入门槛，然后预测服务提供对象的人数与单个服务费用的乘积，再考虑整体预算约束下或在一定预算增加的条件下是否允许接纳某项服务进入 NHS 保障体系。然后采取社会价值判断，主要以平等和效率之间的权衡为主。英国采取的主要健康收益指标是质量调整生命年（QALY），这个指标本身就有价值判断方面的争议，因为这个指标中生命质量的调整主要考虑的是人的生产力（productivity），即使不同人群间没有权重的差异，其指标本身也歧视了老人和儿童。金斯伯格等（2006）介绍了澳大利亚、加拿大、新西兰和英国的药品目录准入评估的过程，各国在方法上和决策的制度背景上有所不同，但是程序基本一致。首先初评循证数据的质量，再根据一定标准做出评估。在评估过程中，诊疗效果评估和经济效益评估一般分开进行。他们认为一个好的制定程序可以帮助政策制定者面对艰难的选择时做出有理有据的、科学的、有说服力的、政治上可行的、社会可以接受的决策。

第 3 章

相关理论和分析框架

3.1 服务包本质的分析

我们在上一章的讨论中已经阐明了一个观点：服务包问题远远不像其表面看起来那么单纯，服务包并不是对某些卫生医疗服务项目的罗列，也并不仅仅需要完善的技术手段。我们按照三个层次来看待医疗保障服务包制度。第一，服务包是一个政治决策问题。健康是基本公民权，医疗保障服务包的相关决策反映了一个国家或政府试图通过怎样的健康福利/保障安排来完成其与公民的契约，实现政党合法性。同时医疗保障也经常是政党政治竞争过程中的角力点和砝码，更涉及如医疗企业等其他利益相关者的博弈，这些角力和博弈都会影响服务包决策的结果，服务包的公民权利属性和利益属性使其成为错综复杂的政治决策。第二，服务包也是公共池塘资源治理的问题。医疗保障作为一种公共池塘资源，其提供的资金和服务项目往往会发生"公地悲剧"，不仅仅是被保障者，政府、生产企业、医疗服务机构等多种利益团体的自身利益都会导致医疗保障资源的"悲剧"，而服务包本身就是管理和控制这种集体非理性的途径，是对医疗保障资源——这种公共池塘资源的治理。同时，服务包作为医疗保障三个待遇水平中最复杂的一个维度，决策难度是最高的，也需要更完善的决策治理结构，以保证权力制衡和合理决策。第三，服务包是一个技术问题。但是这个技术问题并不像很多文献中描述的那样单纯，因为服务包的技术路线隐含着价值取舍和判断——国家或政府对稀缺资源的分配是一种社会的分配，这种分配需要一套标准和程序，而这个标准和程序的背后其实是有价值取向的。实践证明了服务包的技术永远不可能达到完全科学，关于如何赋予处于竞争关系的不同考虑因素不同地位涉及大量的主观判断，这些主观判断一直伴随着技术评估的过程，价值取向在主观个体面对权衡、取舍的时候如何作出判断起到至关重要的作用。下面我们来对这三个层面的问题做具体的理论阐述。

3.1.1　服务包是一个政治决策问题

社会契约理论认为"公民以牺牲自己自然自由为代价，将约束和保障个人利益的权利交给国家，国家得到权利并履行其义务，实现公民权利的保障和社会的发展"①。在现代社会，国家或政府从施舍者的角色转化为服务提供者的角色，公民的认同是政治合法性的前提，而保障公民权利是国家得到公民认同的充分条件。各国政府为保障公民权利而建立的社会保障制度是国家力量对市场在分配领域失灵的纠正和规范，这种借助政府力量的分配是以公民权利为导向的，是以人的"体面生存"和人的发展为目标的②。在工业化不断深入，个人的生老病死风险的社会属性更为显著的现代社会，国家为公民提供一定社会保障更是一种政治责任，制度化的社会保障是公民的一项合理、合法的权利③。在公民的权力中，健康是人类的根本权利，是人民福祉的重要参量，是人类经济和社会发展程度的主要衡量标准和推动力。卫生医疗服务的可负担性、可及性、提供效率等诸多因素都对人民健康福祉产生关键影响。因此，现代国家以制度化的形式提供医疗保障，维护人类尊严和社会的平等和正义，是国家实现其与公民之间契约的不可推卸的责任。医疗保障从本质上说是对关系到公民基本权利的公共卫生医疗资源的配置，在实践上这种配置经常是以一个或完善或粗糙的规则或程序作为载体的。作为医疗保障能力和水平的三个主要维度之一，服务包对于医疗保障能否实现政治目标的重要性越来越凸显。那么医疗保障作为社会保障/福利的重要组成部分究竟保障了什么服务，能否满足公民合理的需求是一个重大的民生问题，同时也

---

① Jean - Jacques Rousseau, G. D. H. Cole. On the social contract (third edition), Dover Publication, 2003.

② Greenwald, C. B. and Stiglitz, E. J. Externalities in Economies with Imperfect Information and Incomplete Markets. The Quarterly Journal of Economics 101 (2), 1986, pp. 229 – 264.

③ 尼古拉斯·巴尔：《福利国家经济学》，郑秉文译，中国劳动社会保障出版社 2003 年版。

是减少和预防贫困带来社会矛盾、维护社会团结、营造社会融合的重要社会政策。在这个意义上，如何合理保障公民健康服务的相关政治决策是政府履行其契约承诺的践行，也是国家维护政治地位和合法性的工具。

我们再从另一个角度对服务包是一个具有政治性质的问题加以论述。政治学认为保障/福利制度本身就有政治性①。医疗保障制度经常是政治竞争的筹码，是政党选票争夺战的主要角力点，是不同利益相关者博弈的平台。有学者认为社会福利政策的制定过程从本质上说就是一个政治过程②。在各国历届政党的更迭和竞争过程中，多数时候都是围绕着社会保障议题争取选民展开的就是一个有力佐证。调查显示有关包括卫生医疗问题在内的社会福利/保障的竞选承诺的数量占到英国两个政党竞选章程的四分之一强。从集团理论角度来看，"政治决策是围绕稀缺资源展开的利益集团之间的利益争夺"③。健康资源是稀缺的，有限的卫生资源和无限的健康需求之间永远存在矛盾，这就涉及对卫生资源这种稀缺资源的配置。而这种稀缺资源的分配、给予或剥夺，本质上是对卫生资源和健康福利在不同人群和不同疾病之间的分配。此外服务包的背后还有一个更长的产业利益链条，不同疾病或诊疗手段的纳入也涉及到医药生产部门的利益，在"政产联盟"甚至产业绑架政治的情况下，利益纠葛更加白热化，左右着政治决策④。因此服务包的民权属性和利益属性决定了服务包是一个具有政治性质的决策问题。

3.1.2　服务包是一个对公共池塘资源治理的问题

我们首先明确一下医疗保障资源的产品属性。随着公共产品理论的发展和学界对公共产品认识的不断加深，公共产品的理论体系已经超越了萨缪尔森对物品的两分法（私人物品和公共物品）⑤⑥。2009 年诺贝尔经济学得主埃利诺·奥斯特罗姆在其集大成的著作《公共事务的治理之道》中，将产品分为公益物品、公

---

① DiNitto M. D. Social Welfare：Politics and Public Policy（7 edition），Prentice Hall，2010.
② 徐延辉：《福利国家的风险及其产生的根源》，载于《政治学研究》2004 年第 1 期，第 71～77 页。
③ ［美］曼瑟尔·奥尔森：《国家的兴衰》，李增刚译，上海人民出版社 2007 年版。
④ 李玮，李博：《我国医药医疗费用治理问题研究：基于利益集团理论的分析》，载于《生产力研究》2009 年第 5 期，第 94～96 页。
⑤ Samuelson，P. A. The Pure Theory of Public Expenditure，The Review of Economics and Statistics，Vol. 36，No. 4，1954，pp. 387–389.
⑥ Samuelson，P. A. Diagrammatic Ex position of a Theory of Public Expenditure，The Review of Economics and Statistics，37（4），1955，pp. 350–356.

共池塘资源、收费物品和私益物品①。这与布坎南和巴泽尔的三分法（纯公共物品、准公共物品和私人物品）②③ 有一定不同也有一定联系，主要是细化了准公共物品的类型。公共池塘资源既不同于具有非排他、共同享用的特质的纯公共产品，也与可以完全排他、完全私人享用的私人产品不同，也有别于那些可以排他也可以共同享用的收费产品（toll goods）或者俱乐部产品（club goods），公共池塘资源是难以排他但可以共同享用的。公共池塘资源由于其存在的普遍性吸引了越来越多的研究目光。从产品属性上看，医疗保障资源对于其保障人群来讲是难以排他但是可以共同享用的。在全民医保成为趋势的情况下，医疗保障资源的这种性质就更加突出。这种具有竞争性和非排他性的公共池塘资源由于其拥挤效应必然会导致公地悲剧："这是一个悲剧。在公地自由使用的社会里，每个人都追求自己的最大利益。"④。医疗保障资源具有以下主要特点：从成本收益上来看，医保资源具有成本共担、收益共享的特点；在博弈结果上，资源约束下很难达到帕累托最优，集体非理性也导致无法达到纳什均衡；在博弈关系上，存在"大的剥削小的"的现象；解决办法主要是惩罚或规范机制。服务包本身就是对医疗保障资源利用的一种规范机制，但由于服务包的利益属性，这种规范机制也需要一套治理安排，以保证其评估、遴选、决策和管理的合法性、科学性。约翰·纳什的"囚徒困境"和奥尔森的"集体行动的逻辑"等模型都已经证明了公共事物治理是一个难题。埃莉诺·奥斯特罗姆认为对公池资源治理安排不外乎强有力的中央集权、彻底的私有化和自主治理三种主要方式。当然有很多国家对公共事物治理和管理的实践方式兼具这三种方式。随着政治民主化的深入，资源分配的方式、途径和程序不断更新和革命，委托授权、内部市场等治理方式应运而生。这些治理方式产生的基础是国家政治体制、权力配置等体制因素。因此，服务包是一个对公共池塘资源治理的问题。其治理的结构涉及政府、公民社会和市场扮演什么角色，主体确立协调和权力分配等制度安排，甚至监督、激励、冲突解决机制等问题。

---

① Ostrom, E.，《公共事务的治理之道：集体行动制度的演进》，毛寿龙译，上海三联书店 2000 年版。

② Barzel, Y., The Market for a Semipublic Good: The Case of the American Economic Review, The American Economic Review, 61 (4), 1969, pp. 665 – 674.

③ Buchanan, J. M., An Economic Theory of Clubs, Economica, 32 (125), 1965, pp. 1 – 14.

④ Hardin, G., The Tragedy of the Commons Science, 162 (3859), 1968, pp. 1243 – 1248.

3.1.3　服务包是一个隐含着价值判断的技术问题

在有限资源约束下，通过服务包来界定哪些服务是最重要的而且是应该由医保资金优先保障的这本身就是一个价值判断——虽然获得健康服务是公民权利，但这种权利不能无限放大，需要一定的限制，需要在某种程度上妥协于资源的约束，因为集体的利益和社会整体和谐之间要加以权衡。同时服务包的决策涉及资源约束下健康服务在不同病种、年龄、性别等社会群体之间的分配，必定有一部分人群或者个人的利益受到一定损失。这些限制、妥协和损失虽然在某种程度上是一种必然，但问题是怎样的限制、妥协和损失才是合理的，答案是当且仅当一种条件下，政府对公民利益的保障的不充分是合理、合法（legitimate）的，那就是通过科学和公正的途径决定如何限制、如何妥协、如何损失，并得到社会的认可。实现科学和公正的主要途径之一就是严谨的技术程序。运用科学的技术可以在一定程度上防止感性判断产生偏颇。然而理论和实践都证明，技术程序所需要的循证证据永远不可能充沛，技术手段和方法永远不可能完善，所以即便是充分运用技术手段，最终决策也永远不可能完全客观。在很多时候，价值取向决定了决策者在面对选择时赋予处于竞争关系的不同因素何种地位和社会的认同程度（Rawlins，2004）。卡皮里和马丁（2007）认为服务包的技术评估是一个充满不同价值判断的技术过程。类似的，德拉蒙德等（1997）认为成本效益等卫生经济评估并不是科学而是艺术，技术标准和程序是由一系列假设和价值判断的累加而形成的。比如，价值的取向会影响技术程序的基础理念是哪个理念。是以边沁功利主义（utilitarianism）为指导，即牺牲掉个人或者部分人的幸福而得到社会最大化的幸福（maximum happiness），还是以平等主义为指导或以罗尔斯的正义论为指导。再如，价值的权衡会影响技术指标的选取和权重的分配。虽然指标并不都是非此即彼的关系，但是其取舍、权重、优先次序都会对谁收益、谁受损起到关键影响——是强调临床有效性还是经济可行性，是强调社会伦理还是成本效益，或者具体的成本效益的门槛如何制定（多少生命质量调整年以上可以纳入）。这些技术设计直接对何种服务能够纳入医疗保障产生直接影响，进而影响不同群体的利益。此外，价值观也会影响在技术评估的过程中对不同利益诉求的关注度。决策过程中不同利益相关者的参与可能性，其话语权、议价能力以及其诉求对政治决策的影响能力。保障多数人还是少数人，保小病还是保大病，长期护理是否要纳入，罕见病/孤儿病、重大疾病和初级诊疗之间如何取舍，公众是否可以参与决策过程，哪些群体参与，这些都是价值观影响服务包技术的关键，具有一定的道德哲学渊源。

那么对于这样一个有着深刻政治、体制和价值观根源的问题，他的影响因素有哪些呢？接下来，本书将从理论入手提取服务包制度的有关影响因素。

3.2 服务包影响因素的有关理论

3.2.1 新制度主义

新制度主义关注制度是如何影响政治结果和政策选择的，为服务包作为一种政治决策会受到何种潜在因素影响提供了理论支撑。制度主义起源于政治学并在经济学、社会学、管理学等诸多社会科学领域得到了蓬勃发展。新制度主义对"制度"的界定相当宽泛和包容。在早期的新制度主义研究中，制度的外延主要包括以政府为中心的体制层面问题，如立法、司法、行政官僚结构、权力结构和选举制等。在发展过程中，新制度主义逐渐将制度的边界扩展到了一些正式的规则和程序，如经济制度和管理制度等。20世纪70年代以后，新制度主义纳入了非正式制度，这时"制度"的外延囊括了社会文化、意识形态、社会认知和道德价值等超越理性的因素[1]。所谓制度主义，就是运用制度分析解释现实问题，重视制度因素的解释力。制度主义认为我们都生活在充满"制度"的世界中，而不是生活在制度真空中。新制度主义拟回答的问题是："制度与政治结果、政治行为之间的关系是什么，制度能起什么作用。"简而言之，新制度主义的核心问题之一就是研究包括政治体制、经济规则、文化理念和社会制度在内的包罗万象的"制度"对政治决策的影响。制度主义试图摒弃那些对国家进行同质化的分类方法（如发达国家、发展中国家等），而去捕捉那些宏观、中观和微观层面异质性的制度成分（如文化、官僚网络、政党结构、历史因素等），并研究这些制度因素在影响政治决策时所扮演的角色。

---

① 邓念国：《西方国家社会保障的民营化：新制度主义的视角》，知识产权出版社2009年版。

　　制度研究的萌芽可以追溯到 19 世纪末，但在这一标签下有关制度的研究并没有一个清晰的学科界限，而且在很长时间内也没有出现完整的研究范式。事实上，新制度主义并没有一个明确的、相对应的"旧制度主义"。早期的制度主义如德国历史学派将历史研究引入经济研究视野，认为经济研究应该放在社会的背景下，而不是在自然主义的经济模型真空中。马奇和奥尔森在 1948 年发表了《新制度主义：政治生活中的组织因素》，首次提出了新制度主义（new institutionalism）一词。马奇和奥尔森批判了行为主义仅将"行为"作为政治决策的主导的观点，也强烈质疑"行为"对政治现象解释能力的充分性，强调"制度"才是政治研究的"基础要素"。到了 20 世纪 60 ~ 70 年代，制度主义已成为政治学主流研究路径，并逐渐扩展到了社会学、经济学、管理学等领域。新制度主义所谓"新"主要是因为其从制度视角开辟了新的研究视野并建立了新的研究范式。

　　对于新制度主义研究范式的划分，比较有代表性的是彼得·豪尔和泰勒的观点，将新制度主义分为"历史制度主义、理性选择制度主义和社会学制度主义"三个主要流派[①]。在新制度主义各大流派中，真正缘起于政治学并从社会经济背景出发解释政治现象的就是新制度主义历史学派（historical institutionalism）[②]。与其他新制度主义流派相比，历史学派的一个重要特点就是对发展动态的关注，从一个更广泛的意义上研究制度与政治结果和政策选择的关系（Hall & Taylor，1996）。保罗·皮尔逊认为历史制度主义的研究视野"关注过去和当今世界的重大问题，着力在制度层面上突出背景分析与时间序列分析，通过追溯历史轨迹来提出对政治决策的解释"[③]。从理论渊源上来看，新制度主义历史学派与德国历史学派一脉相承，认为早期制度主义以静态描述为主的研究路径无法揭示政治现象背后的根源，所以在分析制度构建、变迁和维持时加入了历史因素，试图以历史视角对政治问题进行关联分析，主张探究历史对现在的影响。历史制度主义的一个核心共识就是：政治结果和政策安排并不是由个人选择的简单累加形成的（March & Olson，1984），制度变迁或维持存在强烈的路径依赖性，并不完全取决

[①]　彼得·豪尔，罗斯玛丽·泰勒：《政治科学与三个新制度主义流派》，何俊志，任军锋等编译，《新制度主义政治学译文精选》，天津人民出版社 2007 年版。

[②]　Peters, G. B., Institutional Theory in Political Science：The New Institutionalism, London and New York：Wellington Horse, 1999, P. 65.

[③]　Pierson, P. and Theda Skocpol, Historical Institutionalism in Contemporary Political Science, Paper Prepared for Presentation as American Political Science Association Meetings, Washington, D. C. August 30th – September 2nd, 2000.

于当下理性选择的结果——历史遗产塑造着政治的目标和偏好，影响利益分配的取向（Thelen & Steinmo，1992）。历史学派强调历史遗产在当今政治现象中的内化作用和塑造能力，认为历史是一种内在的力量，具有更强的解释力（Lecours，2000）。在分析路径上，历史制度主义关注跨国比较研究，主张将制度分析与产生某种政治后果的多种因素结合起来进行综合横向比较——为什么不同国家和种族的人和集体在行为模式上会存在差异，为什么面对相似的社会问题会有迥然不同的政治决策①，主要强调历史遗产，如文化、经济等因素在各国产生的不同影响②。

新制度主义理性选择学派（rational choice institutionalism）起源于对美国议会选举的研究，也被称作"公共选择理论"。理性选择学派承袭了政治学行为主义，仍然认为个人理性选择是制度构建、变迁和维持的主要力量，但也同时强调制度对个体行为有约束作用，只不过约束作用是有限的，制度无法颠覆或重新塑造行动者。理性选择制度主义认为，政治结果是集体选择的结果，每个政治行动者都有自己的偏好，在实现个人利益最大化的理性作用下，集体行动会陷入困境，需要通过策略解决，所以政治结果从本质上看是一种妥协的结果③。理性选择学派是新制度主义各流派中对制度作用的态度最为保守的一个流派。

新制度主义社会学派（social institutionalism）以盖伊·彼得斯、约翰·W·迈耶、马奇·奥尔森、涂尔干、马克思·韦伯、沃尔特·鲍威尔等为代表。社会学制度主义关注的焦点是制度化最终形成的结果——组织本身，所以社会学制度主义同时关注实体的制度和构建他们的制度化过程（Mohr，2000），认为制度和组织在某种程度上是等同的：组织是制度，制度也可以表现为一种组织。同时，与历史制度主义类似，社会制度主义者强调意识形态、观念和道德等超越理性的因素对政治结果的影响。

归纳起来，理性选择制度主义主要关注微观视角的个人和集体选择问题，强调行动者的博弈和制衡对政治结果的影响；社会制度主义主要关注中观层面的问题，强调组织的作用，也强调超理性的意识形态、价值观念等因素对政治决策的

---

① 何俊志：《结构、历史与行为——历史制度主义对政治科学的重构》，复旦大学出版社 2004 年版，第 2~3 页。

② Pierson, P., Increasing Ret Urn, Path Dependency and The Study of Politics, *American Political Science Review*, 94（2），2000，pp. 251-267.

③ Schreyog J., T. Stargardt, M. Velasco-Garrido, R. Busse. Defining the "Health Benefit Basket" in nine European countries. *Euro J Health Econ*［Suppl 1］6，2005.

影响；历史制度主义从宏观的视角，考察社会文化、经济等历史遗产对政治结果的作用。新制度主义为揭示政治结果和政策选择的复杂性提供了坚实的理论基础和充分宽广的研究思路。

自 20 世纪 90 年代开始，新制度主义上升了一个新台阶，主要表现在其从政治本身拓展到公共政策这一研究领域。自 20 世纪 50 年代政策学与政治学分野，就开始与政治科学分道而行，表现出"去政治"的现象（Ira Katznelson）。从政策学角度看，政策学是以由多个学科构成的学科群作为理论支持和研究工具的，政治学仅是其理论基础和研究工具之一，同时认为政治学脱离现实；从政治学角度来看，具体的政策案例只不过是政治学用来阐释理论的一个佐证，认为政策学缺乏理论深度。新制度主义的一大亮点就在于其实现了政治科学与公共政策研究的结合。新制度主义的分析范式实现了政治学和政策学的融合和互补，通过研究具体公共政策素材来构建理论，突破了政治学和政策学的界限。洛维（Lowi）将公共政策分为四类，包括分配型公共政策，即政府对有限资源进行分配的政策；纠正型公共政策，即政府对市场失灵的纠正；价值规范型公共政策，即现代社会关于民主的争议；调和型公共政策，即针对制度之间的矛盾进行调和①。西蒙·雷奇（Simon Reich）将新制度主义的几个流派作了相应的分类，其中历史新制度主义适合于分配型公共政策的分析，因为历史因素对于资源约束情况下公共政策的运作和产生的差异性具有很强的解释力。理性选择学派比较适合分析纠正型公共政策，而价值规范型政策应该纳入社会学派新制度主义的分析框架（Reich，2000）。基于这种分类的标准，服务包相关政策主要属于分配型政策。本书将主要借鉴新制度主义历史学派的有关理论基础。

3.2.2　治理理论和新公共管理理论

治理理论为公共池塘资源治理方式提供了理论支撑。新公共管理理论阐释了公共治理和权力配置对社会管理方式的影响。治理理论和新公共管理理论同时对社会管理中政府和其他权力主体的角色进行了重新定位，指出要对国家社会经济发展过程中政府所有的社会管理权力加以限制，并强调第三部门崛起和社会协同

---

① Lowi, J. T. Four Systems of Policy, Politics, and Choice, *Public Administration Review*, 32（4），1972, pp. 298 –310.

的必要性。治理理论从相对宏观的角度，主张社会治理要形成社会权力网络，分工配合，各权力主体应该有普遍联系，依靠灵活互动的关系达到社会利益最大化。新公共管理理论相对微观而具体，在社会管理的具体方式上提出了理论见解。进入20世纪90年代中期以后，治理理论和新公共管理实践主张得到越来越多国家的认同。实际上，治理理论和新公共管理理论和实践出现的先后顺序并没有定论，很多观点认为这两种理论来源于对实践的总结和归纳。当然理论的观点在实践中的适应性还要取决于国家管理体制的现实基础，如多中心治理的前提是国家存在多中心主体或具备培育、发展多中心主体的空间；新公共管理提倡的专业化管理的前提是管理机构具备专业化的能力。正是因为这种基础的不同，所以各国对于治理理念和新公共管理的实践也不尽相同。

（1）治理理论（governance theory）

在介绍治理理论之前，有必要先解释一下何谓"治理"（governance），这有助于我们理解治理理论。"治理"实际上一直是一个模糊而复杂的概念。治理的定义有很多种。治理一词在西方最早出现于希腊语，译为"引导、驾驭（steer）"①，在我国新华字典中，治理指"控制管理"②。在理论界，治理的概念有很多种，如"治理是指如何在公共利益上界定目标，赋予权力，行使权力的规则和程序""治理是公共事物的一系列管理和领导行为的总和""政府、企业或者第三部门在社会管理中权力行为方式"等。这一概念属于关系概念，内涵很难统一。从这些概念中我们可以看出治理与管理是一对相区别、相联系的概念组。其主要区别是：治理的行为主体可以是政府、企业或者社会第三部门，主体是多元化的，而管理往往是以政府或单中心为主体，各权力主体的责权界限又是不明晰的；治理的主体间互动灵活但是存在互相依赖，而管理的权力方式往往是单向的，由上而下的。治理理论是建立在"上下交，而后能成和同之治"的理念上的。

曾经的夜警国家秩序强调行政集权，权力分配呈正金字塔结构，政府行政权力处于排他状态。治理理论突破了传统的官僚主义和行政管理理论范式，在观察美国和英国等国家官僚体系出现"合法性危机"（crisis of legitimacy），国家寻求解决之道的实践中（Reinhardt，1993），提出了有限政府、有限责任、法治为本，

---

① Oxford Dictionary of English（second edition, revised），Oxford：Oxford Press，2005.
② 韩作黎主编：《新华词典》（第三版），商务印书馆2001年版。

同时培育公民社会，建立政府与公民社会的互动的观点。治理理论的鼻祖罗西瑙这样描述治理："治理就是在一个共同目标下社会各主体行为的综合，这种行为未必基于正式的法律或职责，也不需要强制力量"[①]。治理理论的一些思想来源于第三部门理论和公民社会理论。在认识到社会各部门本质缺陷和优势的基础上，强调社会的互补性治理。在治理理论下，政府体制会出现相应调整，进而对管理权力在社会不同部门之间的配置产生影响。在国家治理主体上，政府及政府机构不再享有排外的权力，不再是唯一的权力中心，任何具有"合法性"的组织、机构和个人都可以在不同程度上参与治理，政府将权力委托或通过激励方式转移给公民社会，权力结构呈现多中心网络化之势。

治理理论在公共利益分配的问题上得到了广泛应用，尤其是在公共属性产品的治理方面治理理论有突破性的贡献和发展。埃莉诺·奥斯特罗姆（Elinor Ostrom）在其《公共事务的治理之道：集体行动制度的演进》一书中全面阐述了带有公共性质产品的治理之道。埃莉诺·奥斯特罗姆在对公地悲剧（1968）、道斯等的囚徒困境（1973，1975）以及奥尔森的集体行动逻辑（1965）的解析和反思的基础上提出了多中心理论。这三个模型从不同角度证明了个人理性导致集体非理性，公共事物得不到适当关怀的悲剧性结果。埃莉诺·奥斯特罗姆运用博弈论分析了这些理论模型所隐含的博弈结构，并从博弈角度探索了在理论上可能的政府与市场之外的其他方式来"具有公共性质的物品"的可能性。单中心模式面对类似"公地悲剧"的问题时，往往采取传统的治道方式——市场或中央集权，非此即彼。然而，理论和实践都证明了"看不见的手"在分配资源时会发生"市场失灵"，而政府对于"具有公共性质物品"的大包大揽在实践中也造成了诸如低效浪费、官僚机构膨胀、政府财政赤字、官僚作风和寻租等"政府失灵"现象。更为重要的是，政府和市场在解决"搭便车、规避责任等机会主义行为"问题时都显得无力[②]。埃莉诺·奥斯特罗姆的贡献在于突破了单中心治理的思维定势，也突破了政府和市场两中心的局限，开发了公共事物的多中心治理理论，认为具有公共性质的物品的治理结构应该多元化并界定了其互动关系。公共性质物品在生产者和提供者概念上的区分的重要意义在于启发人们超越传统的单一生产模式，寻求多样性服务的生产方式。关于具有公

---

① 　詹姆士·N·罗西瑙：《没有政府的治理》，张胜军、刘小林译，江西人民出版社 2001 年版，第 5 页。

② 　毛寿龙：《公共事务的治理之道》，载于《江苏行政学院学报》2010 年第 1 期，总第 49 期。

共性质物品和服务的生产者与提供者，多中心理论认为上述二者之间并不总是而且也没有必要总是重叠的。政府可以通过直接生产（政府自己组织生产）、授权外包（同一家私人企业或者社会机构签订供给合同）、特许运行（在对公共服务的使用收费的地方，可以通过特许经营或者发放执照允许私人企业来提供公共服务）等方式提供。

在如何解决承诺和监督等问题时，现有理论在解释国家和企业在供给制度时存在漏洞。奥斯特罗姆贡献了多中心治理和公共池塘资源集体行动问题的制度分析框架，要点如下：一切掌握权力的人都有滥用职权的可能性，除非采取分权和制衡的形式；法律的功能是对决策权的约束和分配，确保每一方的权力行使都受到制约；不同制度安排可以用于提供不同属性的产品；多种形式的独立的自治单位共存，制度的主体的协调是通过协议冲突等方式实现的；单一权力中心会降低公民偏好的反应能力，也会降低灵活性和适应能力；等级层次的复杂导致效率的降低；多元的制度形式有助于改善社会福利①。多中心理论认为在多中心体制的制衡下，合作灵活性会对结果产生积极的影响：即如果具有公共属性的产品的规模效益可以由较大规模的部门提供，较小机构就可以通过契约安排向大的部门签约购买服务；这样就实现了通过政府单位这种较大部门与最优规模的提供者签约，来容纳更多的利益相关方并改善效率。

对于制度的改革和变迁的效果，奥斯特罗姆认为制度变迁可行与否应该从经济效率、责任和适应性三个角度评价：①经济效率。经济效率包括转换成本和交易成本。转换成本包括将公民需求准确转换为公共部门提供的物品和服务来满足其需求的成本；生产和提供这些产品和服务所需的制度安排成本；监管生产者所需的成本；规范公民消费这些物品和服务的行为所需的成本；使公民遵从税收等强制制度的动员手段所需的成本。交易成本指与协调、充实信息和策略行为相关的转换成本的增加，包括三个类型。一是协调成本，即投入于多个供给者间协商、监督和执行的时间、资金和人力成本的总和。二是信息成本，即搜集和组织信息的成本和信息不充分和不对称等问题造成的错误的成本。三是由于搭便车、寻租和腐败等行为造成的转换成本的增加。②责任。指政府对于自治行为的最终责任。③适应性。指制度安排能够对环境变化做出适当反应。

---

① Ostrom, E. Larry Schroeder and Susan Wynne, Institutional Incentives and Sustainable Development: Infrastructure Policies in Perspective, Boulder, San Francisco and Oxford: Westview Press, 1993.

　　奥斯特罗姆教授也同时认识到，她指出的这些高度抽象的理想化理论模式虽然在某些情况下是有效的，但是却无法显示并适用于现实问题的复杂性和多样性："利维坦和私有化都不是解决公共池塘资源的万能药，多中心治理也同样存在问题。"但这也就是多中心治理理论和应用多中心方式治理公共池塘资源的逻辑起点和精髓所在——通过组织社会各部门的协调和互补，"达到公共利益最大化的社会治理"。这也被称作"善治"①。一言而蔽之，治理理论的本质特征就是社会各主体对公共事物的互动协调式管理，达到社会管理的最优化。

　　（2）新公共管理理论（new public administration）

　　自 20 世纪 80 年代起，西方政府普遍遭遇财政危机、管理效率低下和信任危机等问题，政府改革迫在眉睫。这番改革的广泛性前所未有，甚至超越了意识形态和政治制度。随着社会进步，社会保障、环境治理、教育等专业问题对政府公共管理提出了新的要求，同时日益膨胀的政府责任使得集权政治履行其行政职能的能力捉襟见肘。在这种情况下，公共管理的理论伴随着改革的实践兴起，被冠以"新公共管理"的标签。严格说来，新公共管理并不是一种自成体系的理论，而是一种在公共部门甚至所有社会领域进行管理改革的思潮。

　　胡德总结了新公共管理的七个要点：①专业化管理；②翔实的标准体系和绩效测量；③投入和产出的管理；④分权；⑤竞争；⑥企业和政府的管理方法的融合和借鉴；⑦资源的高效利用②。按照奥斯本和盖布勒（1996）的总结，新公共管理具有以下特征：首先，新公共管理在理念上强调"效率"和"求实"，倡导在对公共事务的治理中引入市场机制。其次，新公共管理在组织结构设置方面强调削减公共机构规模，增强分散性和灵活性。在这一点上，治理理论也是在新公共管理理论标签下的思想。再次，倡导公共事物的民营化。但新公共管理也存在一些局限性，新公共管理的理论主张逐渐显露出缺陷，受到诟病，如美国学者丹哈特（2000）等从根本上批判了新公共管理的立足之本，认为新公共管理忽略了社会价值、正义和民主等符合人性的普世价值；英国学者波利特（2003）等批判了分散化的组织引起的行政架构的碎片化等。虽然存在这些局限性，但新公共管理在社会管理的架构和手段方面提出了一些全新的见解。

　　在管理架构上，本尼斯（Warren Bennis）指出，根据工具理性所架构的传统

---

① 俞可平：《治理与善治》，社会科学文献出版社 2000 年版。
② Hood，C. C. A Public Management for All Seasons，Public Administration，69（1）1991，pp. 3 – 19.

官僚体系无法满足当代民主政治和社会管理的需求，要建立弹性化和功能化的政府管理体系。斯泰西（Stacey）对弹性化组织的解释是："扁平化、高度分化的管理结构，加强决策权和控制权下放，加强政府的灵活性和回应性"。他认为符合弹性化标准的管理结构有委员会制、分离的结构、矩阵式组织和网络型组织等。在公共管理的理念下，公共服务的治理也有了新的突破。法汉姆和霍顿认为社会管理应加强公共管理对专业化、科学化和精细化的要求。很多新公共管理的学者认为："在社会管理领域，理应管办分离，采用一种新的契约治理关系（contractual relationship）代替传统的委托—代理关系，用专业化的方式提供制度的供给（Farnham & Horton，1996）。""契约治理"（governance by contract）的特质就在于"在解决公共服务的质量和效率方面引入市场机制，通过契约方式界定委托和授权双方的责权"（余凌云，2001）。契约治理不再局限于传统的行政契约（Ian Harden，1992），可广泛应用于公共服务领域。在契约治理下"政府放权委托给执行机构，内部市场模式被广泛应用到健康与教育等公共服务领域中，政府作为购买者，执行机构作为供应商。这样的契约逾越了传统规制下的命令与控制。"（亨特，2001）。显然政府的权力设置和管理方式会对社会管理的架构和方式产生影响。

治理理论和新公共管理都强调社会管理的政治权力向社会回归，从单一的自上而下转变为协同合作，政府主要扮演引导监管的角色，形成政府、市场和第三部门的良性互动。核心理念和关键词就是："多元""分权""参与"。这种回归和互动的障碍就是社会参与社会管理的能力建设水平，而这种水平受到国家宏观治理体制和管理体制决定。理论证明了公共池塘资源多中心治理的优势，但是实现多中心治理的前提是具备了多中心，社会第三部门有足够的能力承担起社会治理的权力和义务；专业化管理和委托契约管理的前提是存在具备专业能力的机构，可以通过供给与生产相分离、签约外包等方式将公共部门委托代理问题转移到私营部门或第三部门中去，通过部门之间的竞争，实现个体利益与共同利益的相容。不同的国家对治理理论和新公共管理的实践不同，在很大程度上受到现实体制的制约和影响，这是显而易见的。作为社会管理和公共资源治理重要方面的医疗保障服务包，其治理结构和管理方法同样受到现实管理体制因素的制约和影响。

3.2.3　稀缺资源的价值理论

服务包是一种涉及价值判断的技术问题，再进一步说，服务包是一种对稀缺资源分配过程中隐含着价值判断的技术问题。服务包的技术程序既是技术也是"艺术"，价值判断对于技术结果产生重要影响。有关稀缺资源的价值理论为影响服务包技术程序的因素提供了理论支持。

稀缺资源这个概念有外生稀缺和内生稀缺两种理解。外生稀缺的概念与机会成本相关，一般指个体在有限的资源约束下（时间、金钱、注意力等）如果选择A而放弃B而产生机会成本，这种资源就是外生稀缺的。内生稀缺主要指即使资源供给是相对充沛的，对资源的需求也是无限的，因此导致供给会远远小于需求的那些资源①。医学发展的历程已经证明了卫生医疗服务资源总是供不应求，卫生医疗服务的供给还会创造需求，正如约翰·巴特勒所说的："征服一个高峰就会激发攀登更高高峰的欲望，我们不能假设对卫生医疗服务资源投入加倍甚至三倍能够弥合供给和需求之间的鸿沟"。医疗保障提供的卫生医疗服务更是稀缺中的稀缺资源。这种稀缺的公共资源涉及到每个人的利益，对这种稀缺公共资源的分配必须建立一套标准，这套标准必须拥有广泛的社会共识，否则会造成社会混乱和动荡。标准的选择就涉及到价值的取向。经济价值和社会价值是两个主要的处于竞争关系的价值观，经济价值优先还是社会价值优先在很多时候是对立的。经济性因素主要是参考经济学原理，以效率和效益为主导理念，而社会性是在社会和政治学的框架下考虑，以平等、公正和人权为主导理念。这两个方面的因素经常是竞争和矛盾的关系，甚至是互斥的。如何平衡经济性和社会性的考虑是稀缺资源分配的永恒课题。

我们先来看经济性。最主流的经济学学派——新古典经济学中认为资源的稀缺性是经济学的核心问题。根据莱昂内尔·罗宾斯的经典定义，经济学的根本问题就是在存在竞争关系的各方之间分配有限资源；而所有经济学者的研究本质上都是如何使稀缺资源得到最优分配和利用（Robbins，1932）。在经济学的理论

---

① Illich, I. Cf. Medical Nemesis: the Expropriation of Health, London, Calder & Boyars, 1975; Calabresi, G., P. Bobbitt, Tragic Choices, New York: Norton, 1978; H. Achterhuis, Het rijk van deschaarste, Baarn: Ambo, 1988; N. Xenos, Scarcity and Modernity, London: Routledge, 1989.

中，强化效率（efficiency）[1] 被视作弥合供给和需求之间的矛盾的主要方式，而强化效率的途径就是在有效预算内，在不降低质量的情况下使收益最大化（Cochrane，1972），这也就是成本—效益原理。成本效益分析是通过比较成本和效益，从而确定价值的一种方法，被广泛应用于各行各业。成本效益分析是以功利主义理论为主要思想渊源的。功利主义可以追溯到是盎格鲁—撒克逊时期，主要代表人物有英国哲学家和经济学家杰里米·边沁（Jeremy Bentham，1748~1832）和约翰·穆勒（John Stuart Mill，1806~1873）。功利主义的核心概念是：如果行为的结果为最多的人带来了最大的福利，那么行为就是道德的。功利主义仅关注结果，在"好"的结果和"坏"的结果之间做比较。与"自我中心"理论不同的是，功利主义不再仅关注个人的利益，而是关注更大范围的社会利益。功利主义的关键词就是"效用"（utility），边沁认为效用是生活的终极追求，而人作为行动者则被视为享乐主义者（hedonist），人的目标就是最大化快乐，而使痛苦最小化。对于效用的解释有很多，有人讲效用等同于快乐、幸福，更广泛意义上，效用也包括友谊、爱情、信任等。功利主义的一个问题就在于效用的判断比较主观，很难量化，另外功利主义关注集体效用的最大化，却没有关注效用在不同群体或个人之间的分配，少数群体的利益被忽视了。成本效益分析就秉承了功利主义的思想，将效用进行了"经济化"处理。医疗保障提供服务的主要经济性指标就是成本—效益。在医疗技术评估的语境下，成本—效益评估的含义简而言之，成本是服务需要的支出，而收益是健康改善，成本效益就是每多支出一个单位货币量，可以提高有质量的生命的长度[2]。健康改善的量化指标通常是质量调整生命年（Quality – Adjusted Life Year，QALY）。在医疗保障服务包问题上，如果单纯强调经济价值就会以成本—效益作为核心指标，没有达到一定质量调整生命年的服务将被排除在医疗保障之外。

医疗保障在很多时候采取保险的形式。保险学也是从经济价值的角度，对通过保障哪些服务来提高保险的效率提出理论解析。保险学是以预期效用最大化模型为假设起点的，前提是参保者对风险是厌恶的[3]。参保者宁愿付高于保险本身

---

① 效率是指有限资源产出的质量和数量的最大化，从而使资源实现最大价值，并不是支出最小化。

② 此外，还有比较有效性（comparative effectiveness）、成本效果（cost-utility）等常见方法，但是成本效益分析是最常用的，本书不会过多涉及到技术层面的问题，仅以成本效益为例。

③ 风险中性者及风险偏好者则不会参加保险。

价值的费用，以此降低自己未来收入的不确定风险①（赵曼，吕国营，2002）。保险的作用是降低/消除风险衍生的经济损失，这种效用可以用"风险溢价"来衡量（如图 3–1)②。假设其他条件恒定，那么保障重大疾病的风险溢价大，保险效率也就高，而常见小病的风险溢价小，保险效率也就低，那么保险应该只保重大疾病。根据保险学效率的观点，医疗保险范围首先应包括发病概率低的大病，发病概率较大的小病不应该纳入保险范围。这种论点与功利主义成本效益的观点有区别也有联系。成本效益强调单项服务所需要的资金量即成本与疗效之比，而保险学中风险溢价的评判标准强调一类服务的预期效用水平。

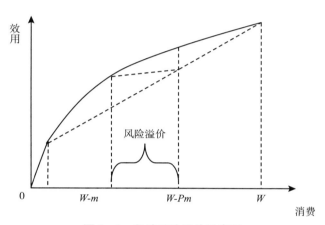

图 3–1　保险风险溢价示意图

社会价值判断。经济角度的判断是以效率和效用为价值主宰的。然而在效率之外还有一个非常重要的价值判断，那就是社会价值。社会价值的判断比起经济价值的判断更加具有挑战性。社会价值的衡量标准是社会伦理道德，社会价值判断的挑战性就在于社会伦理道德标准的强主观色彩。因为这种主观色彩，关于何谓最好的社会价值一直没有定论，相关理论莫衷一是。在社会领域，平等、公平

---

① 　纯保费等于按事故发生概率计算的期望损失值，通过保险并不能够提高预期的收入水平，相反，当考虑到保险机构的成本时，参加保险将降低预期的收入水平。

② 　用 W 表示疾病未发生时的收入，P 表示患病的可能性，$(W-m)$ 表示扣除医疗费用的收入。消费者面临的选择是：是自担风险、甘愿面对未来的不确定性，还是支付保险费（Pm）以消除未来收入的不确定性。在图中可以看出，参加保险可以增加效用水平，理性的消费者应该选择参加保险而不是自保。不仅如此，通过保险，消费者额外得到风险溢价。风险溢价的大小与患病的概率和医疗费用的大小相关。在患病概率（P）一定的条件下，自担风险的消费者的期望效用水平与医疗费用水平的关系：$E[U]=PW(W-m)+(W-P)\times U(W)$。

和公正是学术和实践讨论最多的三个主流社会标准。没有一个现实的社会可以按照乌托邦的方式分配资源，既然无法完全均等化，就至少选择某种分配方式实现公平的目标。但是何谓公平也一直是一个主观的、具有争议性的话题。对于公平的理解有两派主流思想，一是平均主义（egalitarianism），二是非平均主义（non-egalitarianism）。平均主义认为公平等同于完全的平均。平均主义的观点受到很多质疑，如伯查和鲍维（Beauchamp & Bowie，1997）认为平均主义的道德准则忽略了人作为个体的差异，也没有考虑激励因素。非平等主义认为公平包括过程公平和结果公平，而过程的公平是结果公平的唯一前提（Beauchamp，Bowie，1997）。过程的公平有两个主要理论，一是自我中心理论，二是约翰罗尔斯的公正理论。自我中心理论（egoism）是最古老的哲学思想之一，最早可以追溯到古希腊柏拉图时代，认为人作为自由个体自由选择这个公平的过程会自动形成结果的公平。自我中心理论值得肯定的方面就是保证了自由人的权利。自我中心理论也受到很多的批判，其中最为严重的批评是自我中心理论在公共产品领域与社会价值背离。约翰罗尔斯（John Rawls，1971）认为公正应该满足两个标准：①每个人都和其他人一样被给予同样的自由的权利。②不平等无法避免，但社会和经济的不平等仅在同时满足以下两个情况时才可以被认作是公正的：第一，即使是受益最少的个人或者群体，也已经得到了他/他们所可能得到的最大利益。例如，虽然高管拿到了巨额奖金，但同时同一组织里拿到最少奖金的人也在其贡献的基础上拿到了其应得的利益。第二，每个人都有同样的机会寻求进一步的发展，不因地位、种族、金钱等原因而变得弱势。其含义在于，虽然公正的最理想状态在于分配平等，但是达到完全的平等并不现实也不合理，这样就要有一个允许不平等的底线，那就是处于最劣势地位的人也得到其理应得到的，同时，最弱势的人可以有机会通过自身的努力改善其处境。罗尔斯认为一个公正的过程是保证结果是公平的充分必要条件。

我们以上讨论的逻辑是这样的：既然完全的平等在现实中不存在，那么对稀缺资源分配必须有一套标准，这套标准不仅要在技术上过硬，还要达到社会的标准，得到社会广泛的认可，以实现过程公正和结果公平。按照罗尔斯观点，过程是公正的，那么结果必然公平。那么何谓公正的过程呢？罗尔斯在其《正义论》中发表了一个重要思想——"无知之幕"（veil of ignorance）。"无知之幕"理论的核心意思是这样的，制定社会和经济分配规则的人往往都会偏向自己的利益而损害其他人，那么由谁来制定分配规则，都是不公正的。只有一个办法，那就是拉上一个帘幕，帘幕后，人们都回到最原始的状态下，每个人都不知道自己走出这个帘幕后的社会角色、阶层、身份和地位，为了避免自己成为被歧视和利益受损的对象，就只有选择客观、中立、不偏不倚的制度规则。虽然这种理论中的状态在现实中很难达到，但罗尔斯的公正理论说明了要选择一个决策者无法偏向自己而损害他人的程序。在现实状态下，就是要尽量设计一个透明、可信任、民主化的技术程序，这才能做到尽量公正。这就涉及了谁来参与、参与机制和博弈机制等问题。

具体到医疗保障服务包问题上，对单纯经济评估的质疑主要在于其对社会公正和仁道的反作用。经济价值主导的判断会排除一些成本效益并不高，但是却能挽救生命的服务，经济价值主导的判断也会排除临终抚慰式治疗，因为其治疗效果几乎为零，但这是社会仁道所不能接受的。自医疗保障制度肇始，便带有显著的人性关怀、政治色彩和社会使命，从医疗保障维护社会稳定，缓解阶级矛盾的初级目标到其提高人类健康水平和生活质量的终极目标，医疗保障都具有显著的社会价值属性，而非单纯的节约资金的经济工具。价值取向的不同，不同指标的权重也不同。效率和平等如何取舍，经济性和社会性如何平衡，这些选择都会直接影响服务包的技术标准（Weale & Clark，2011）。此外，在技术程序上，涉及谁来决策、谁来参与、如何参与、话语权的保证机制、利益相关者诉求如何兼顾等问题，程序的建立也是一种价值取向的产物。

3.3　医疗保障服务包三层次分析框架的提出

本书第 2 章和本章前半部分讨论的研究逻辑是这样的：我们在文献综述中提炼出了服务包的主要构成要素，即服务包的内涵、理念和形式（本书对服务包的内容不作具体讨论），服务包的管理架构和服务包的技术程序。在对服务包本质的剖析中，我们发现服务包是一种具有深刻背景渊源的重要而复杂的制度，是一个政治决策问题，是一个公共池塘资源的治理问题，也是一个隐含价值判断的技术问题。我们在理论分析中寻找并挖掘了这个复杂制度影响因素的理论支撑：如果我们将医疗保障服务包作为一种政治结果或政策选择来看待，服务包是在一国的医疗保障历史发展的过程中由一系列的政治结果和政策决策共同塑造的，那么新制度主义为制度是作用于政治结果的影响因素提供了理论佐证，证明了有关服务包的政策决策必然受到这个国家政治制度、经济规则、社会文化、历史发展等环境因素的影响。这是一个国家或民族最本质的、最内在的因素，往往或潜移默化或显而易见地影响着政策选择时最本质的因素。服务包决策治理和管理架构需要建立在国家管理体制基础上，国家治理体制往往对治理结构、主体确立和主体间权力分配和协调以及由此产生的激励机制产生影响。新制度主义、治理理论和新公共管理理论都为服务包决策治理和管理架构如何在国家管理体制的基础上发展提供了理论支撑。有关稀缺资源分配的价值判断的理论说明价值取向决定了面对利益竞争时的价值判断如何影响服务包的技术程序，当运用科学的技术手段来代替主观判断做出选择时，价值的权衡就会影响技术指标的选取和权重的分配，也会影响技术评估的过程中对不同利益诉求的关注度，赋予处于竞争关系的不同因素不同的地位，最终对技术程序产生影响。

"没有任何制度能够完全独立：所有制度都是通过那些更为根本的、更具权威性的规则、体制、实践活动所塑造的，隐藏在制度构建背后的约束条件和推动力量等根源往往不是表面可以观察到的，所以我们需要发掘它们，即使我们不能够完全理解它们，但是我们能够分析导致它们产生的关系机制"（罗伯特·基欧汉，约瑟夫·奈合，2002）。在这种研究动力下，本书尝试通过定性的分析和讨论，在这些理论提炼的影响因素和服务包制度主要构成要素之间搭建一个桥梁，寻找相关性——为什么不同国家的服务包的结构性要素会产生不同并进而形成迥异的服务包制度模式。本书的分析框架是在结合文献综述中提炼的服务包制度的构成要素和理论分析中提炼的服务包潜在影响因素的基础上综合构建的（见图3-2），分析框架也是本书的基本假设。

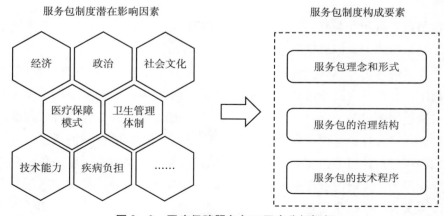

图3-2　医疗保障服务包三层次分析框架

　　在以下各章中，本书将运用三层次框架进行论述和分析。首先，从世界范围内服务包发展路径的历史脉络这个纵剖面入手，从一个俯瞰的视角，运用三层次分析框架对服务包制度构成要素的发展历程进行回顾，并对世界卫生组织 191 个成员国相关发展和现状进行介绍，在实证分析的基础上，归纳总结出世界上三种主要服务包模式，并根据一定标准在三种模式中各选择一个代表国家进行案例分析，具体解释服务包及其影响因素的关系，尝试回答服务包的影响因素有哪些，他们是如何影响服务包的问题。然后，将运用分析框架考察三个典型国家的案例，验证并完善分析框架。

第 4 章

医疗保障服务包的演变
路径和实践模式分类

医疗保障服务包是随着社会保障/社会福利体系整体演进的步伐发展的。因此本章对于医疗保障服务包发展路径的追溯是将服务包放在世界社会保障和社会福利的整体历史发展的背景下，对其缘起、发展和改革完善进行考察。

4.1 缘 起

在《福利资本主义的三个世界》中，考斯塔·埃斯平·安德森抽象出福利制度变迁的三个阶段。虽然主要观察和描述的对象是 OECD 国家，但是其对这三个阶段的刻画也大致勾勒出了福利制度的发展曲线。这三个阶段包括再商品化（de-commoditization）、成本控制（cost containment）和重新校准（re-calibration）。"再商品化"是相对于"去商品化"而言的。在埃斯平·安德森的概念里，福利的"去商品化"是指一项福利成为自然权利，不必依靠市场提供（安德森，1990）。"再商品化"简单地讲就是将社会保障和福利再交由市场提供，甚至完全私有化。"节流"是福利紧缩时代的又一个主要特征，在税收等"开源"政策受到强力抵制的情形下，"成本控制"便成为了必然选择。很多国家开始减少福利或者提高享受福利的门槛。在这样的时代，各国不约而同地在卫生领域削减了开支，降低了保障服务范围，降低了待遇水平。在埃斯平·安德森的定义中，福利制度的"重新校准"包括"合理化"和"更新"，指根据目标对福利的提供、管理进行调整，并随着不同层次和发展阶段的需求，对福利项目和待遇增加或者减少。在一定程度上，"重新校准"是对福利的精细化管理。医疗保障作为一种保障/福利制度，在很大程度上遵循了上述发展曲线。虽然先后顺序不同，各国大多在某个时期出现了三个阶段之一，或显示出某阶段的主要特质。

在实践史中，经过了第二次世界大战之后福利膨胀的时期，世界各国的经济发展趋缓。由于资本主义经济陷入困境，因此即便是福利国家也无法保持黄金时代的慷慨承诺，发达国家开始反其道而行之，出现了"再商品化"，私有化的趋势成为这一时期的明显特征。在医疗保障领域，原有的政府福利项目的私有化受到了激烈的抵制，危及了政治稳定性，加上一些历史路径依赖的原因，各国私有化的程度并不相同。如英国撒切尔夫人试图对健康福利进行削减，但英国 NHS 理念根深蒂固，英国仍秉持了国家卫生服务体系的理念和政策，即健康是公民的基本权利，政府必须提供免费的医疗服务来保障这种权利。虽然体制层面的改革不尽相同，但各国几乎纷纷开始对福利水平进行约束和控制，出现了"成本控制"和加强待遇约束的趋势。20 世纪 60 年代在医疗保障领域，出现了隐性（implicit）和显性（explicit）两种待遇约束（rationing）类型。采用国家卫生服务模式的国家主要还是以隐性的待遇约束为主。英国的就医等待就是一种隐性的待遇约束。在显性待遇约束方面，用费用控制杠杆（cost-based limits）进行显性约束也比较常见，很多医疗保险的国家都采取了这种方式。费用约束方式即在一定医疗保障基金的水平之内，一切服务项目都可以报销直至资金用完。费用约束可能是针对单个保单的费用控制，也可能是针对一个时期的费用控制，或者针对两者的结合。出现的相关财务机制包括起付线、封顶线、共付等。服务范围约束指界定一定的可报销的服务范围，规定医疗保障资金仅用于这部分卫生医疗服务项目，范围之外的不予保障。医疗保障的这种服务范围约束就是医疗保障的服务包。服务包这种服务约束杠杆与费用约束杠杆同样作为医疗保障待遇的重要维度，却没有像费用分担机制那样自医疗保障制度建立开始就存在着，一个主要原因是这个时期很多国家的医疗保障制度尚且没有搭建完全或规模较小，不需要服务包；另外服务包的制定相对复杂，对技术和管理的要求较高。在医疗保障制度建立早期出现了一些对医疗保障服务范围约束的比较简单的机制，如排除一部分服务项目的排除式列表，我们把这些机制看作服务包的雏形。

直至 20 世纪 70 年代，高收入国家医疗保障一般都是提供综合性服务的，其服务包的雏形多表现为一些原则性的、纲领性的法律语言。服务包的制定多发生在中低收入国家。特别是在世界卫生组织的号召下，中低收入国家于 20 世纪 70

年代兴起了一种更接近真正意义的服务包制度的浪潮。1978 年，世界卫生组织（WHO）和联合国儿童基金会（United Nation Children's Fund）在双方联合主办的阿拉木图国际初级诊疗大会上，首次明确提出基本卫生医疗这一概念，论证了其内涵和重要性，并号召各国都遴选出符合本国的基本卫生医疗，这就是发展中国家服务包的雏形。会议高度认可初级诊疗在改善人民健康水平和促进社会平等方面的积极作用，并且号召各国将推行初级诊疗作为完成社会公正理念下"全民享有健康生活"这一世纪目标的关键社会、经济政策。会议宣称：各国政府对于改善人民健康负有责任，必须采取社会经济措施保障人民的健康权利。

在这个阶段，发展中国家成为基本卫生服务的先驱，墨西哥、泰国、阿富汗、巴西等 12 个国家借鉴世界卫生组织的方法，政府开始强化公共卫生服务和部分基本医疗服务的保障力度。在这样的社会和经济背景下，这个时期的服务包主要目的是将极其有限的健康资源用在公共卫生和初级诊疗服务上，防止重大疫情出现，保障人民最基本的健康需求（Khosa，1999）。

4.2 发　展

20 世纪 90 年代到 21 世纪初，服务包制度在技术方面得到了长足发展。这样的发展来源于相关循证信息和数据的充沛和完善。20 世纪 90 年代初期，一方面，经济迅速发展，医疗技术也蓬勃发展，人类健康有了大幅度的改善，人类对健康的需求也日益增长并且丰富，卫生医疗领域的供需都开始繁荣起来。另一方面，中低收入国家仍然面对严峻的疾病负担，同时高收入国家的疾病谱开始发生转变，国家重点疾病从急性传染性疾病向慢性非传染性变化成为主要趋势。在健康投入上，各国的卫生医疗费用迅猛增加。各国普遍面临着卫生投入与国家重点疾病问题背离、与社会平等相左、效率低下和健康费用飞涨等问题。很多国家的数据显示卫生医疗支出迅猛增加，但健康水平提升很有限。此外，卫生资源在亚群体之间的分配也存在马太效应，疾病和贫穷往往互为因果。即便在发达国家，即便在社会医疗保障制度比较完善的国家，由于种种障碍，弱势群体健康及其健康需求的满足情况仍然让人担忧。改善卫生投入的效率和公正性是政府应该承担的重要责任。

在这样的情况下，合理科学地利用医疗保障资源，提高资源利用的效率成为这一时期的主要诉求。类似于就医等待的隐性待遇约束开始受到激烈的批评。同时，用费用约束作为杠杆也暴露出问题。各国的实践证明了费用杠杆的优点是相对容易操作，从经济可支付的角度采用费用杠杆确定受益人的待遇，采取如报销项目、门诊次数、住院天数、起付线，共付等机制将卫生资源的利用控制在一定范围之内。然而，这种方式却可能对被保人的风险估量不足，保障没有针对性，导致保障无效率。潜在的无效率表现在以下几个方面：①削弱了风险分担能力。保险排除了在封顶线以上的医疗费用，这部分患者自费费用通常是由于重大疾病或者是长期慢性病所产生的，而这些病人恰恰是需要保险提供风险分担的。政府介入医疗领域，提供社会保险的重要理论基础之一就是防止商业保险的"逆选择"，而利用费用约束方式控制医疗费用将部分重病群体排除在外，却也正是一种变相的"逆选择"。②引致道德风险。被保险人可能为了达到起付线的标准而产生不必要消费，目的是享受保险待遇。③无法针对国家重点疾病进行医疗保障设计，导致医疗保障资源在众多的服务项目中和多样的服务需求中蒸发，医疗保障对于人口健康改善的作用被削弱。虽然上述无效率可以通过完善机制设计来纠正，但却无法弥补费用杠杆存在的固有缺陷，即费用约束方式是一种以基金平衡为最终目标的敞口管理，而非以资源优化配置为最终目标的精细化管理，设计本身对卫生需求的认识程度不深。在循证数据缺乏的国家，费用约束可以作为积累经验的过渡方式被使用，但长期来看，服务范围约束方式是一种更加科学的方式，有利于强化资源利用的有效性和平等性。

相比起费用约束方式，服务范围约束方式有很大的优势，就是可以抵消部分由费用约束产生的无效率，特别是对卫生资源需求较高的人群也不会单纯因为费用高而被排除在外，同样的，不合理的卫生需求也会通过医疗保障规范服务供给得到有效控制。服务包被视作科学解决无限健康需求和有限健康资源的矛盾的主要出路，医疗保障将有限资源通过服务包这个渠道直达国家重点疾病和重点保障人群。服务范围约束的缺点是设计比较复杂，技术要求较高（表 4 - 1 比较了费用约束和服务范围约束两种方式）。服务范围约束，也就是服务包的制定对疾病谱、资源利用信息和合理医疗有非常高的要求。诺曼底和韦伯（1994）认为利用服务范围进行待遇约束需要具备以下几方面的完备信息：可利用资源总量、社会人口统计信息、基于人口统计信息对疾病发生可能性预测、循证医学数据，这些疾病在国家其他保障渠道是否被涵盖、卫生资源利用的习惯、医疗习惯，对疾病的规范治疗方案、规范治疗的费用、规范治疗的服务提供能力以及信息的可靠性。比较理想的方式就是服务范围约束与费用约束结合，这样医疗保障的待遇就成为一个管理闭环。

表 4 - 1　　　　　　　　　　费用约束和服务范围约束方式比较

目标	费用约束	服务范围约束
消除对高需求群体逆选择	差	好
消除资源利用不平等	否	是
对重点疾病的针对性	低	高
费用控制	好	中等
公众参与决策程度	低	高
保方的资金平衡风险	低	中等
政治支持的需要	一般	高
循证数据需要	几乎不需要	高

医疗保障开始尝试制定服务包这种比较复杂的待遇约束机制，是伴随着医学的发展，诊疗经验原始积累基本完成开始的。起初很多国家开始根据专家法对医疗技术和诊疗服务进行遴选，对是否能够纳入医疗保障服务范围进行评估。目前还有很多国家都在采用专家法。随后，在一些高收入国家，循证医学数据逐渐完备，使科学的临床有效性的评估成为可能，很多国家开始用循证医学为基础的临床有效性指标取替了以传统专家咨询法为基础的评估方式。其发展的里程碑就是世界银行在 20 世纪 90 年代初期引入的成本效益分析方法，这一方法，完善了世界卫生组织早期基本卫生医疗服务的遴选和制度，是对服务包科学评估的突破性进展，也是目前最广泛利用的技术方法（表 4 - 2 为成本效益在不同时期不同国家的地位和作用）。1993 年世界银行《世界发展报告》提出了以"疾病负担"和"成本效益"两个标准作为遴选国家基本卫生医疗服务的标准。疾病负担是从国家疾病谱出发，保证重点疾病没有被忽视；成本效益是在此基础上，考虑国家财政可支付能力。报告认为由于国家承担能力有限，国家应该重点承担一部分的卫生医疗服务，而政府的一个重要任务就在于科学地确定哪些服务应该保障，哪些应该排除，并逐步将公共资金转移到发展这些服务上。报告通过对几百个国家流行病学和成本的实证研究，认为很多疾病问题所造成的健康、经济和社会损失都是可以以很低的成本预防或治疗的。当时低收入国家的主要问题是急性传染性疾

病，而国家健康投入主要用于专科和三级医疗服务，资源配置扭曲，报告号召政府应该优化卫生资源分配，减少对于三级医疗的投入，增加对预防和主要疾病负担的管理，建议政府健康投入要根据卫生医疗服务项目的成本效益进行配置。根据世界银行的估计，如果基本卫生医疗服务包能达到80%的覆盖率，低收入国家和中等收入国家能分别减少15%和32%的疾病负担。报告认为由于各国的需要和经济发展水平不同，基本卫生医疗服务包的内容可以根据国家的健康问题、投入水平等进行适当扩充。

表4-2　　成本效益评估在各国服务包制度中应用的变化（1997~2005年）

时期	1997 年	2000 年	2005 年
强制	澳大利亚、加拿大、荷兰	澳大利亚、加拿大、芬兰、荷兰、挪威、葡萄牙、英国、比利时、丹麦、法国	澳大利亚、加拿大、芬兰、荷兰、挪威、葡萄牙、英国、比利时、丹麦、法国、新西兰、德国
自愿	比利时、法国、德国、意大利、西班牙、英国、美国	德国、意大利、西班牙	意大利、西班牙
讨论中			美国

4.3　完　　善

进入21世纪，越来越多的低收入国家开始响应世界银行的号召制定基本卫生医疗服务包，对什么是"基本服务"进行明确界定，增强了何谓"基本"的具体性和可操作性，成为落实"全民覆盖"和"人人享有基本卫生和医疗服务"的重要主体。也有越来越多的高收入国家开始对其医疗保障服务包进行完善，向服务包决策的科学化和管理精细化发展。在此前，多数高收入国家都存在形式不一的服务包，但是在大多数情况下，服务包的界定并不规范，也存在很大程度的自由裁量，没有一套技术标准或制度规则。与发展中国家相比，发达国家医疗保障服务包的管理和决策更加复杂。由于遴选出一个完整详细的服务包并明确排除其他的服务是一个激进地剥夺健康权利的做法，与其尊崇人权的理念相左，所以发达国家一般都避免了遴选出一个详细完整的服务包，而在服务包决策管理制度和合理的技术程序方面发挥积极推动作用。很多发达国家逐步建立起一种有效率且可信赖的卫生资源分配方式，缓解资源供需矛盾相关的政策开始发生本质的转变，从缩小覆盖面和增加共付等强制而无理的手段中脱离出来，转向为设计并执行"公正决策"的科学过程。很多国家开始规范技术评估方法和程序，并通过建立专业化的评估或管理机构作为这个过程的执行者。在发达国家的推动下，在这一时期，一方面服务包技术更加纯熟，另一方面服务包也加强了相应决策和管理机构的能力建设。服务包决策科学化、机构能力建设、管理精细化成为主要趋势。

在技术程序方面，临床有效性和成本效益这种纯技术指标受到批评，因为人们发现以这两个指标作为遴选标准所得出的遴选结果，常常与社会伦理和弱势群体的利益相悖。成本效益法是一种实用主义，即如果牺牲掉个人或者部分人的幸福而得到社会最大化的幸福。因此很多国家在做服务包遴选和决策时，除了临床有效性和成本效益这种可以量化的纯技术指标，社会伦理和政治可行性也逐渐被纳入了考虑范围，不同程度和层面上影响着纯技术指标的评估结果。在不同国家，临床有效性评估、成本效益评估、社会价值评估、政治可行性考虑、资源整体约束考虑等因素被排列组合并赋予不同的权重。

在管理方面，在很长一段时间，在服务包管理和决策的过程中谁来参与和如何决策的答案一直很狭隘："医生参与，专家参与决策"。显然一个涉及每个人利益的决策，用这样的存在群体偏见和不透明的决策机制进行是不公正的，需要建立更严谨的治理和管理安排，保证在技术评估本身尽量精确的同时，也保障决策公正和透明。很多高收入国家在决策的过程中，都引入了大量的技术性评估和专家参与，也有很多国家引入公民参与，尽量做到公正，还有很多国家，如英国、澳大利亚等国，成立了专业性的标准制定机构，服务于服务包评估和准入。很多发达国家的服务包决策机构成为利益相关者博弈的平台和话语的渠道，经常不得不面对法律诉讼。

综上分析，服务包与费用分担同样作为医疗保障待遇的一个重要维度，却没有像费用分担机制那样自医疗保障制度肇始时就存在，这主要是因为服务包相对复杂。早期服务包的雏形多是一些原则性和纲领性的法律语言。在不同的经济发展水平、医疗保障模式、卫生管理体制等综合因素影响下，服务包呈现多元化发展。现在，虽然仍有一些国家将服务包的概念停留在理念层面，没有明确的内涵，但越来越多的国家将其转化为具体可以执行的制度。发展至今，虽然经过世界银行和世界卫生组织大力倡导，仍然有很多国家采取排除式的目录（排除少量服务项目或者疾病，这就将自由裁量权留给了卫生医疗体系，具体是管理部门还是医生本身因各国情况而异），很少有国家界定一个清晰而翔实的目录。这种情况发生的原因很多，主要是服务包的遴选和决策面对很多的技术难度和社会挑战。总体来讲，采取医疗保险制度的国家比采取国家卫生服务模式的国家建立服务包要早，发展中国家比发达国家要早。我们可以发现一个规律，那就是资源约束越强的国家，越可能建立一个清晰、详尽的列表式服务包；越是福利水平高的国家，越不可能建立一个清晰、详尽的列表式服务包。此外，我们也可以发现一个趋势，那就是无论是否界定列表式服务包，科学而公正的决策程序是一个世界趋势，越来越多的国家，甚至采用卫生服务模式的发达国家，也倾向于根据循证医学、医疗技术评估等科学手段来遴选医疗保障的服务项目，而不再是粗狂式的行政决策方式。

4.4　模式分类和代表国家的选择

纵观服务包的历史发展脉络，可以做一个初步的判断：由于各国的政治目标、经济发展程度和社会文化等因素的差异，不同国家服务包的理念和形式、决策治理和技术程序都有一定差异。各国根据自身的不同情况，形成了不同模式的医疗保障服务包，以达到不同的政策和人文目标。我们从服务包的理念和形式、决策治理结构和技术程序这三个服务包构成要素的角度出发，对不同国家的服务包制度作一个基本的分型。

4.4.1　服务包理念和形式的差别

在可查到文献的范围内，全球有七十余个国家建立了服务包。分布于非洲、亚洲、欧洲、美洲、澳洲，包括中低收入国家、发达国家。七十余个国家中，有三十余种服务包的表述方式（如表 4 - 3）。各国服务包之间的差异，不仅仅是表述方式的差异，其理念、表现形式、内容等也有显著差异。从服务包的名称上看，低收入国家倾向于使用"最小"（minimum）这样的限定词，而"必需"（essential）、"基本"（basic）和"保证的"（guaranteed）这样的限定词在中等收入国家比较常见，也有些国家直接使用了初级诊疗（primary care）。这样的表述暗示着服务包涵盖的服务项目有限，仅保障一定水平的健康需求。这个水平一般是根据"可支付能力"来界定的，也就是在卫生经济学的定义中按"需求"配置资源。而高收入国家一般不采用这样的程度限定词，而直接用服务包（benefit package 或者 benefit basket），暗示着待遇水平较中低收入国家有所提高。很多发达国家（除美国外）的保障理念就是无论患者的可支付能力如何，都在需要健康服务时提供，也就是在卫生经济学的定义中按"需要"配置资源，与之相对应的理念是健康是人民的基本权利。如瑞典服务包首先按需要原则，其次是成本效益原则（Busse，2002）。意大利采用"尊严、需要、平等、保护、团结大多数弱势人群、合适有效力、成本效益"的原则。由于中低收入国家和高收入国家在这一点上的区别，所以本书在选择具体研究国家时，必需兼顾这两类收入水平。

表 4 - 3　　　　　　　　世界卫生组织成员服务包表述

国家（地区）	服务包表述
中低收入国家	
亚洲	
阿富汗	基本健康服务包（Basic Package of Health Services）
沙特阿拉伯	必需健康服务包（Essential Package of Health Services）
蒙古国	必需和优质服务包（Essential and Complimentary Package of Services）
尼泊尔	必需健康服务包（Essential Health Care Package）
伊朗	福利包（Benefit Package）
印度	必需健康服务包（Essential Health Care Package）
泰国	国家健康服务包（National Healthcare Package）
马来西亚	福利包（Benefit Package）
哈萨克斯坦	确保服务包（Guaranteed Benefits Package of Services）
巴基斯坦	基本健康服务包（Basic Package of Health Services）
以色列	基本服务包（A Basic Package of Care）
泰国	全民覆盖福利包（Universal Coverage Benefit Package）
孟加拉国	必需服务包（Essential Service Package）

续表

国家（地区）	服务包表述
非洲	
埃及	基本福利包（Basic Benefit Package）
卢旺达	行动包（Packages of Activities）
加纳	必需健康服务包（Essential Package of Health Services）
乌干达	最低限度健康服务包（The Minimum Health Care Package）
南非	必需卫生医疗服务包（Essential Health Care Package）
马达加斯加	必需服务包（Essential Package）
坦桑尼亚	基本初级诊疗服务包（Basic Health Package of Primary Care）
苏丹	基本健康服务包（Basic Package of Health Services）
肯尼亚	必需健康服务包（Essential Package of Health Services）
尼日利亚	初级诊疗服务包（PHC/PHC Package）
埃塞俄比亚	最低限度服务包（A Minimum Package of Services）
刚果	初级诊疗服务包（PHC/PHC Package）
赞比亚	必需健康服务包（Essential Package of Health Services）
喀麦隆	最低限度行动服务包（Minimum Activity Package）
冈比亚	必需健康服务包（Essential Health Care Package）
马拉维	必需健康服务包（Essential Health Care Package）
贝宁湾和几内亚	最低限度健康服务包（The Minimum Health Care Package）
南美洲	
秘鲁	基本服务包（A Basic Package of Services）
墨西哥	基本服务包（A Basic Package of Services）
莫桑比克	必需医疗技术包（Essential Health Technologies Package）
苏里南	初级诊疗服务包（PHC/PHC Package）
圣卢西亚	基本健康服务包（Essential Package of Health Services）
巴西	综合服务包（Comprehensive Service Package）
海地	最低限度服务包（A Minimum Package of Services）
萨尔瓦多	必需诊疗和公共卫生服务包（A Package of Essential Clinical and Public Health Services）

续表

国家（地区）	服务包表述
东欧	
亚美尼亚	基本福利包（Basic Benefit Package）
斯洛伐克	基本福利包（Basic Benefit Package）
波兰	卫生医疗福利包（Health Benefit Basket）
阿塞拜疆	必需服务包（Essential Service Package）
摩尔多瓦	最低限度健康服务包（The Minimum Health Care Package）
乌克兰	保证服务包项目（Guaranteed Package Program）
俄罗斯	保证服务包项目（Guaranteed Package Program）
白俄罗斯	保证服务包项目（Guaranteed Package Program）
阿尔巴尼亚	初级诊疗服务包（PHC/PHC Package）
格鲁吉亚	基本福利包（Basic Benefit Package）
高收入国家	
瑞典	优先卫生医疗服务（Health Priority）
德国	福利包（Benefit Package）
英国	健康福利包（Health Benefit Basket）
荷兰	核心必需服务/必需服务（Core Essential Services/Medical Necessity）
法国	健康福利包（Health Benefit Basket）
瑞士	福利包（Benefit Package）
新西兰	核心必需服务/必需服务（Core Essential Services/Medical Necessity）
澳大利亚	福利目录（Medicare Benefits Schedule）
比利时	福利包（Benefit Package）
意大利	基本福利包（Basic Benefit Package）
加拿大	核心必需服务/必需服务（Core Essential Services/Medical Necessity）
美国（俄勒冈）	必需服务包（Essential Service Package）

资料来源：Afghanistan Research and Evaluation Unit，2003；Mahfouz，Abdelmoneim I，Khan，2007；Orgil，2005；Feilden，2001；Russel，2005；Kulzhanov，1999；Chernichovsky and Chinitz，1995；Ensor，Ali，Hossain，2003；Government of Rwanda. Health Sector Policy，Feb，2005；Mayhew，2004；The Uganda National Health Research Organization，2000；Maryse Pierre – Louis，2004；Division of Health Planning and Information，2003；Chukwuani，2006；Ministry of Health Government of Ethiopia，2005；Muller，2005；Mwabu G，Noumba I，Gesami，2002；Knippenberg，1997；Department for International Development Health Systems Resource Centre，1999；Kulzhanov & Healy，1999；Pan American Health Organization，2002；Almeida C，Chagastele P，Barbosa S. ，2004；USAID，2004；Pan American Health Organization，1998；Hlavacka et al，2004；Kozierkiewicz et al，2005；WHO，1996；Lekhan，Rudiy，Nolt，2004；Tragakes & Lessof，2003；Figueras，1997；Hotchkiss and Piccinino L. 2005；Bernfort，2003；Ham，1997；Busse，Stargardt，Schreyoog，2005；New，1997；Henk，Have，1993；Bellanger，Cherilova，2005；Gauld，2004；Busse，2002；Corens，2007；Ministry of Health of Italy，1999；Charles，1997.

从服务包的表现形式来看，医疗保障服务包受到经济发展水平的影响，也从属于保障理念的影响和医疗保障类型的不同。一般中低收入国家的服务包内容翔实而具体，是一个列表式的目录，其中又以世界卫生组织和世界银行倡导的基本卫生医疗服务包为主；而所有的高收入国家（除美国外）在理论上讲都致力于提供综合性的、建立全覆盖的社会医疗保险或者国家卫生服务体系，也就没有必要详细列数。所以高收入国家一般没有一个明细的列表式服务包。然而没有一个国家的医疗保障可以无限地满足所有医疗需要，所以很多高收入国家在很长一段时间诉诸于隐性的限制，如患者等待、提前出院等。从 20 世纪 90 年代中期开始，很多高收入国家开始着手制定核心服务包（如新西兰、法国）。但是由于种种背景和历史因素的影响，仍然有很多国家没有遴选出一个明晰、翔实的服务包，所以这些国家选择一些可替代的机制，来明确服务权利/限定资源利用，如诊疗规范、遴选优先服务或者优先的病人（英国、澳大利亚）、新技术评估准入机制等。一些观点纠缠于英国和类似的国家究竟有没有"服务包"，答案是这类国家没有翔实的列表式的服务包，对医疗保障待遇的限定是由一系列的法规、政策等组成的泛目录和优先选择机制构成的。本书认为服务包的界定不应该局限于一个详细完整的目录，发达国家这些机制及其建立和实施的过程，比服务包遴选的结果更值得研究借鉴。医疗保障类型的不同也影响着服务包的表现形式。在社会医疗保险型的国家，服务包往往表现为排除式或者列表式的保险目录，当然有一些实施医疗保险的国家报销目录项目也并不清晰，这一般发生在发达国家（如德国），也有一些中等收入国家（如中国）。国家卫生服务模式的服务包往往表现为法律纲领、条文或者是具有强制性的行政管理的政策。还有一些低收入国家，服务包是医疗救助的服务标准，如在吉尔吉斯斯坦，国家医疗救助服务包是提供给没有保险人群的最低保障。此外，服务包也作为全球化过程中实现跨国就医的一种机制，如欧盟国家选出各国通用的核心服务包，作为跨国就医的管理基础。

4.4.2　服务包治理结构的差别

服务包的机构能力建设比服务包的技术发展滞后。从世界各国的实践看来，正式的服务包决策和管理机构的出现是在 20 世纪 90 年代以后，在此之前，虽然医疗保障有其管理机构，国家层面也有法律，也有一些部门负责早期服务包雏形的界定和管理工作，但是这些机构并不是全职负责服务包决策和管理的，服务包的决策和管理只是其职能的一小部分。究其原因，首先是因为此前服务包还是比较初级的法律或政策纲领，并不需要一个专门的机构专司；其次是因为早期服务包遴选和决策并没有一套正式的程序，当然也就没有建立相关机构的必要。随着通过科学技术手段和决策程序制定服务包的必要性和重要性越来越明显，一些政府内部的机构或者由政府牵头组织的相关技术项目小组开始建立。最开始这些小型的项目、小组或机构只是对政府服务包制定起到辅助技术支持和咨询作用。在这个过程中，受到服务包科学制定的重要性和相关学术思潮的推动，伴随着技术能力的进一步完善，这些小型的专业性的小组、项目或机构开始逐渐扩张，成为政府正式行政体制的一部分。受到治理理论和新公共管理理论的影响，很多国家的政府开始选择培育、建立并全权委托专业性机构对服务包的决策和管理负责，作为服务包决策和管理的主体或主体之一，在不同国家的政府扮演着不同的角色。一般来讲，信奉小政府主义的国家，政府减缩了大部分甚至全部行政管理的责任，将最后的决策权交由立法部门（如美国）；在另外一些国家，政府在基本全权委托专业机构的基础上作为最后决策者对专业机构的评估结果进行审核，通过后再上交立法部门（如英国）。很多国家立法确保专业性机构的合法性和权威性。与此同时，一些政府之外的社会评估团体也开始萌芽，这些团体一般是由一些专业人士自发组织的，起初是服务于医疗技术企业，为企业新兴医疗技术的市场准入提供技术服务，有些国家政府在体制内技术部门没有相当技术能力的情况下，选择将评估任务外包给这些社会专业团体。无论是体制内还是体制外的专业机构，发展历史都相对较短，技术能力和决策能力等机构能力建设有限，由此可见，相当多数的国家停留在比较初级的阶段，由小规模的技术评估小组作为辅助技术咨询，政府保留大部分行政决策权。

4.4.3 服务包技术程序的差别

政治意愿、历史数据、经济可负担和医学专家临床经验判断的诊疗有效性是服务包制定的比较传统的标准。这些标准仍然在多数国家起到重要作用。阿根廷、哥伦比亚、古巴、墨西哥、日本、秘鲁、西班牙、乌干达和委内瑞拉等国家仍然在很大程度上依靠这些传统的标准对服务包的服务范围实施政策决策。

自新千年以来，在服务包制定方面出现了一种更趋向于科学和人性化的趋势，那就是利用更加量化的医疗技术评估和民主决策来制定服务包。医学价值是医疗保障提供服务的最根本指标，临床有效性评估是所有其他评估的前提。从最初的专家法到后期的循证医学支持，临床有效性在早期一直是最重要的甚至是唯一的标准。但是随着现代医学的发展，临床有效的诊疗方式汗牛充栋，在临床效应相似的不同诊疗手段之间选择，就涉及到了经济价值判断。自 20世纪 90 年代世界掀起了成本效益分析的热潮。目前英国、美国、澳大利亚、法国、德国、韩国、泰国、巴西、阿富汗都是这一趋势的弄潮儿。经济效益评估是自 20 世纪 90 年代中期至今应用最广泛的方法，被认为是为卫生资源科学配置决策提供的最具说服力的技术工具，但也是服务包决策中最具争议的话题之一（Iglesias，1997；Neumann，2005）。在健康的问题上经济性的体现本身就会引起社会非议，加上经济性评估本身的标准化和准确度都存在一些不完善，各国的标准和方式都不同，也都无一例外地受到诟病。经济评估的方法有成本效益分析、成本效用分析、比较效益分析等，其中最常用的方法是成本效益分析。成本效益分析的基本假设是，卫生医疗体系的终极目标是最大化地利用有限资源，产出最大效益。成本效益分析最常用的技术指标就是质量调整生命年（Quality - Adjusted Life Year，QALY）（Birch，Donaldson，2003）。质量调整生命年指通过健康干预项目调整后的期望寿命，既衡量生命的数量也衡量生命的质量（Pinkerton et al，2002）。成本效益评估目前为止尚不完善，并不是万能的，主要问题是做成本效益评估本身无论从人力、物力还是财力上对资源的需求都很高，并需要不断更新；方法本身难度就很大，是否能标准化、精确化还是个问题；成本效益评估也是一个高度敏感的问题，可能引起社会强烈反对，或者影响政府整体预算，威胁利益相关者既得利益等；还有关于道德伦理的质疑，成本效益分析是一种纯经济分析，完全不考虑福利的分配是否公正等社会价值范畴的问题。经济评估与社会伦理是否相悖是一个没有解决的难题（Stolk，Brouwer，Busschbach，2002；Sculpher，2005）。随后，社会效益被纳入了医疗技术评估的视野。社会效益体现在方方面面，社会效益在服务包决策过程中的引入是一种进步的表现，也是一种人性化的体现。常见的社会效益的体现形式主要有对预防的重视，对弱势群体的重视，在决策过程中强化公民话语权和决策透明度等。尽管面对伦理问题和技术本身的挑战，成本效益分析得到了相对广泛的应用，对于卫生资源配置决策的精确化、科学化和透明化起到了积极的推动作用（Harris et al, 2001）。随着中等收入国家医疗保障全民覆盖进程的推进，高新医疗技术的普及和疾病谱的变化，国家对于医疗保障资源科学、有效利用的要求也随之提高，越来越多的中等收入国家也开始应用成本效益分析法，为医疗保障提供的服务做经济性评估。

对于大经济性（整体基金或预算限制）和小经济性（单个服务项目成本效益）的结合，各国采取了不同的决策模型。决策模型主要有排行榜法、给付意愿法、固定预算法、门槛准入法和重新分配法五种（见表4-4）。排行榜法即列出所有的健康干预项目，评估这些项目的成本效益，评估其他可替代项目的成本效益，最后根据成本效益将这些健康干预项目排序，按照成本效益从低到高排除。给付意愿法一般要先确定医疗保障愿意为每单位健康收益付出的经济成本（如5000美元每单位质量调整生命年），再按照这个标准进行选择，在这个数值之下的都可以纳入医疗保障。这样做意味着单位成本是已知的，但整体预算是未知的，整体预算要视单位给付意愿而定。与给付意愿法不同，固定预算法是要首先确定整体预算能力，即医疗保障能够承担的总体费用，之后根据排行榜法，按质量调整生命年的高低顺序排列，逐一纳入服务项目直至预算用尽，因此固定预算法是依据总体预算确定单位成本。门槛准入法是一种边际准入的方法，不是评估所有的医疗手段，而是评估一些新的技术或者单个技术的质量调整生命年，看其是否符合准入门槛。重新分配法是在确定门槛准入法的基础上，在不同服务之间重新分配预算，往往是在预算降低或资金减少的情况下，将成本比较高的项目剔除，纳入低成本的项目，目的是维持整体预算和资金平衡。给付意愿法和固定预算法属于综合决策模型范畴，而门诊准入法和重新分配法属于增量决策的范畴。从这几种经济性评估的方法我们可以看出，就经济性而言，预算整体能力和成本效益是否可以兼顾需要决策的艺术。需要注意的是，很少有国家单独使用某一个模型，一般都是在不同的情况下综合利用。

表 4 - 4　　　　　　　　预算约束与成本效益分析结合方式的四种模型

给付意愿法

健康干预项目	质量调整生命年（美元）	
针对 65 岁非瓣膜心房纤维性颤动和中风高危疾病，用华法令阻凝剂治疗替代阿司匹林治疗	节约成本	
冠状动脉内重组链激酶溶栓治疗老年急性心肌梗死取代常规疗法	4800	
针对 65 岁非瓣膜心房纤维性颤动和中风高危疾病，用华法令阻凝剂治疗替代阿司匹林治疗	8800	预算需要 ⇨
甲巯丙脯酸应用于 60 岁以上心肌梗塞抢救成功后治疗	11000	
组织型纤维蛋白溶酶原溶栓治疗取代溶栓酶	32000	
甲巯丙脯酸应用于 50 岁患者心肌梗塞病症取代非甲巯丙脯酸	73000	
针对 65 岁非瓣膜心房纤维性颤动和中风低危疾病，用华法令阻凝剂治疗替代阿司匹林治疗	410000	

（给付意愿）

固定预算法

健康干预项目	质量调整生命年（美元）	
针对 65 岁非瓣膜心房纤维性颤动和中风高危疾病，用华法令阻凝剂治疗替代阿司匹林治疗	节约成本	
冠状动脉内重组链激酶溶栓治疗老年急性心肌梗死取代常规疗法	4800	
针对 65 岁非瓣膜心房纤维性颤动和中风高危疾病，用华法令阻凝剂治疗替代阿司匹林治疗	8800	固定预算
甲巯丙脯酸应用于 60 岁以上心肌梗塞抢救成功后治疗	11000	⇦
组织型纤维蛋白溶酶原溶栓治疗取代溶栓酶	32000	
甲巯丙脯酸应用于 50 岁患者心肌梗塞病症取代非甲巯丙脯酸	73000	
针对 65 岁非瓣膜心房纤维性颤动和中风低危疾病，用华法令阻凝剂治疗替代阿司匹林治疗	410000	

（单位成本）

门槛准入法

	健康干预项目	质量调整生命年（美元）	
估计门槛	针对65岁非瓣膜性心房纤维性颤动和中风高危疾病，用华法令阻凝剂治疗替代阿司匹林治疗	节约成本	预算的影响未知
	冠状动脉内重组链激酶溶栓治疗老年急性心肌梗死取代常规疗法	4800	
	针对65岁非瓣膜性心房纤维性颤动和中风高危疾病，用华法令阻凝剂治疗替代阿司匹林治疗	8800	
	甲巯丙脯酸应用于60岁以上心肌梗塞抢救成功后治疗	11000	
	组织型纤维蛋白溶酶原溶栓治疗取代溶栓酶	32000	
	甲巯丙脯酸应用于50岁患者心肌梗塞病症取代非甲巯丙脯酸	73000	
	针对65岁非瓣膜心房纤维性颤动和中风低危疾病，用华法令阻凝剂治疗替代阿司匹林治疗	410000	

重新分配法

	健康干预项目	质量调整生命年（美元）	
估计门槛	针对65岁非瓣膜性心房纤维性颤动和中风高危疾病，用华法令阻凝剂治疗替代阿司匹林治疗	节约成本	预算中立
	冠状动脉内重组链激酶溶栓治疗老年急性心肌梗死取代常规疗法	4800	
	针对65岁非瓣膜性心房纤维性颤动和中风高危疾病，用华法令阻凝剂治疗替代阿司匹林治疗	8800	
	甲巯丙脯酸应用于60岁以上心肌梗塞抢救成功后治疗	11000	
	组织型纤维蛋白溶酶原溶栓治疗取代溶栓酶	32000	
	甲巯丙脯酸应用于50岁患者心肌梗塞病症取代非甲巯丙脯酸	73000	
	针对65岁非瓣膜心房纤维性颤动和中风低危疾病，用华法令阻凝剂治疗替代阿司匹林治疗	410000	

如上所述，几种价值权衡的体现是技术程序的设计和技术指标的选择，目前来看无论多么客观量化的指标，最后都无法脱离主观的判断，无法摆脱政治考虑

或专家主观意见，这种固有缺陷也是诟病经济性评估的主要武器。虽然存在这样的问题，但这种方法相对来说已经比较优越了。

4.4.4 医疗保障服务包的模式分类

根据上述服务包三个构成要素的维度，本书将国际上的服务包分为以下三个主要类型（见表4－5）：模式一"以需要为导向，泛目录和优先选择机制为表现形式，多中心决策治理，医学价值、经济价值和社会价值并重的技术程序"的模式；模式二"以需求为导向，保险目录为表现形式，专业机构决策管理，医学价值为主，经济和社会价值为辅的技术程序"的模式；模式三"以需求为导向，基本卫生医疗服务包为表现形式，行政机构决策管理，经济价值主导医学价值为辅的技术程序"的模式。

表4－5　　　　　　　　基于服务包三层次构成要素的模式分类

模式	模式一	模式二	模式三
理念	基于需要	基于需求	基于需求
形式	泛目录和优先选择机制	保险目录	基本卫生医疗服务包
治理结构	多中心决策治理	专业机构决策管理	行政机构决策管理
技术程序	医学价值、经济价值和社会价值并重	医学价值为主，经济和社会价值为辅	经济价值主导，医学价值为辅
主要应用国家	英国、澳大利亚、挪威、荷兰、丹麦、意大利等	美国、德国、法国	泰国、墨西哥、巴西、阿富汗

在接下来的三章，我们在三个模式中各选一个国家，用三层次分析框架进行考察和分析。选择国家时主要考虑了四个因素：一是服务包制度本身的前沿性，即选择的国家需要拥有世界上公认的比较成功的服务包制度；二是国家的经济发展水平的差异性，作为影响医疗保障资源的最显而易见的因素，本书需要将不同经济发展水平的国家纳入考察范围；三是医疗保障模式的代表性，不同的医疗保障模式是影响其服务包的最直接的制度因素，必须考虑不同医疗保障模式的影响；在满足前三个条件的基础上，最后一个考虑的因素是环境因素的典型性，即一个国家宏观政治、经济、文化等背景因素的区分度，目的是考察这些因素对服

务包制度的影响力。根据标准，本书选择三个国家，包括英国、美国和泰国。这三个国家并不是对我国直接借鉴意义最强的国家，但却是世界公认的服务包制度处于前沿水平的国家。服务包研究在我国具有稀缺性，必须先从最先进的水平开始研究，这是选择这三个国家的最重要的原因。其次，这三个国家的医疗保障制度具有很强的代表性，社会背景也有很强的典型意义。

在"以需要为导向，泛目录和优先选择机制为表现形式，多中心决策治理，医学价值、经济价值和社会价值并重的技术程序"的模式中，我们选择了英国。这种服务包类型多见于高收入的国家和国家卫生服务模式，比较典型的是英国、澳大利亚。在这种服务包类型下，英国拥有世界上最古老、规模最大的国家卫生服务体系（National Health Service，NHS），英国的 NHS 建立六十多年，已经成为英国的代表符号之一，其服务包发展得也比较早，面对的挑战更大，处于世界前沿。英国 NHS 的服务包已经成为各国争相研究和学习的对象，这是选择英国的原因之一。第二个原因是英国的历史、政治和文化背景极具特色。英国是近代文明的滥觞之地，几乎是"摸着石头过河"先行步入经济工业化、政治民主化和社会福利化的国家，其众多的社会制度与其经济制度一样没有可以遵循的经验，是世界上特别典型的案例。此外其服务包的多中心决策治理架构也在全球独树一帜，医疗评估技术更是世界的表率，产生了广泛的影响。

在"以需求为导向，保险目录为表现形式，专业机构决策管理，医学价值为主，经济和社会价值为辅的技术程序"的服务包模式中，本书选择了美国。这一类型服务包常见于社会医疗保险体系，同一服务包类型的国家比较多，有高收入国家也有低收入国家。选择美国的首要原因是其独特的经济文化背景及这种背景导致的医疗保障的独特性。美国是高收入国家中唯一没有建立全民覆盖医疗保障体系的国家，公共医疗保障仅有两个项目，即医疗照顾项目（Medicare）和医疗救助项目（Medicaid），虽然同样是国家为弱势群体提供的医疗保障，但是这两个项目是冰火两重天：保障老人的 Medicare 项目筹资水平高，保障水平高，甚至优越于很多商业保险。像很多高收入国家的社会医疗保险一样，Medicare 制定服务包的热情并不高涨。而 Medicaid 却是世界上制定详尽服务包的典范，从 20 世纪 80 年代末期开始在制定服务包方面有很多突破。自奥巴马医疗改革开始，Medicaid 服务包被赋予了更多的使命。这样的差别证明了什么？美国的文化经济环境又是怎样影响服务包的？在同一个国家，同样的社会经济背景，两个项目的既有相似之处也有很大的不同，这本身就是一个有趣的现象，具有案例研究的价值。

"以需求为导向，基本卫生医疗服务包为表现形式，行政机构决策管理，经济价值主导医学价值为辅的技术程序"的服务包类型中，本书选择了泰国。类似模式的国家还有墨西哥和巴西等。选择泰国的第一个原因是泰国是亚洲发展中国家，与欧美的发达国家在政治、经济、文化背景上有显著差异，与我国地理位置相近，经济发展水平类似，有较强的借鉴意义。第二，泰国在世界卫生组织和世界银行倡导的建立基本卫生医疗服务包的项目中，是中低收入国家的典范，有较强的典型意义。第三，主要是其医疗保障体系与我国有相似性，多种保险项目并存，在一个碎片化的体系下建立了一个由税收筹资具有福利性质的医疗保障项目，俗称"30 铢计划"，依托"30 铢计划"制定基本卫生医疗服务包，实现"低水平广覆盖"的全民社会保险，这对于我国有很强的现实意义。

在接下来的三章中，我们将利用本书的分析框架对这三个国家医疗保障服务包进行案例考察和分析。每个国家案例的考察和分析都是分两条线进行的：一条线是对服务包构成的基本要素，即其理念和形式，治理结构和技术程序的客观描述；另外一条线是对环境因素如何对医疗保障服务包产生影响进行分析。

第 5 章

英国医疗保障服务包：普惠福利下的
制度制约和技术准入

英国的医疗保障服务包是"以需要为导向，泛目录和优先选择机制为表现形式，多中心决策治理，医学价值、经济价值和社会价值并重的技术程序"类型的代表。英国是近代文明的滥觞之地，几乎是"摸着石头过河"先行步入经济工业化、政治民主化和社会福利化的国家，其众多的社会制度与其经济制度一样没有可以遵循的经验，其中最具代表性的社会制度之一就是英国的医疗保障制度。英国的医疗保障开创了国家卫生服务体系（NHS）的先河。英国的 NHS 建立六十多年来，已经成为英国的国家符号之一。在英国特有的经济文化背景和医疗保障模式的影响下，英国医疗保障服务包采取了泛目录和优先选择机制的形式，是世界上特别典型的案例。此外其服务包的多中心决策治理架构也在全球独树一帜，医疗评估技术更是世界的表率，产生了广泛的影响。本章我们将对英国模式的医疗保障服务包进行案例研究。

5.1 英国医疗保障服务包表现形式：
民权与资源约束的矛盾产物

NHS 建立六十余年，虽历经多次改革，但国家卫生服务模式的基本理念从未受到撼动——健康是公民权利，政府必须无条件保障，健康福利是最基本的民权，也是政府的执政根本。然而，英国的 NHS 一直承受着巨大的资源限制的压力，免费提供卫生医疗服务模式的可持续性与约束资源利用的必然要求存在本质矛盾，在这种矛盾的作用下，医疗保障的内部精细化管理就显得至关重要。英国的医疗保障服务包以"需要为导向，以泛目录和优先选择机制"为表现形式，正是英国民权国本的理念与全民免费医疗模式下资源约束的矛盾产物。

5.1.1　英国经济、政治和社会文化

英国独特的地理位置和国家发展路径造就了英国特有的经济发展进程和社会文化传统。英国是地处大西洋的岛国，在中世纪以前，岛国位置使其与欧洲大陆相隔绝，这种地理位置的劣势在地理大发现之后成为英国发展的优势。一方面，优越的海上资源和航海条件成为国家经济发展的主要推动力，英国凭借海上优势从维多利亚时期开始经济迅猛发展，在世界上雄霸一时，造就了"日不落帝国"的辉煌。另一方面，很多国家在发展道路上都有外来战争或者国家内部动荡的阻碍，英国的岛国位置却使其少有此类干扰，自 17 世纪诺曼底战役以后，英国再无外来入侵，自 17 世纪光荣革命后，国内再无大的社会动荡引起的发展停滞。因此，英国国家发展的车轮一直在高速路上行驶，成为世界上率先进入工业化的国家，经济和文化发展在 19 世纪中期达到鼎盛。英国经济的崛起使其成为现代文明的滥觞之地和多种经济社会制度的策源地。至今，虽然日不落帝国的辉煌已经不在，英国仍然是欧洲经济的中心和世界第六大经济体，也是国际上社会管理改革的先锋。

在社会文化方面，长期的岛国生活和国家辉煌的成就，使这个民族拥有着强烈的自信、自傲和排外的民族特质。但英国的民族自豪感并不浮夸，这个民族的自傲被粉饰在绅士文化之下显得冷肃而又理性。克制和有礼有节是这个民族的主要性格特点，不易受感性、极端思想和理想主义的影响。同时英国国民倾向于社会统一和共识，排斥矛盾和分歧，在这样的认知动因下，英国的社会主流价值相当统一，人们的情感和评价判断存在着高度共识。

阿尔蒙德认为英国的公民是"恭顺公民"（阿尔蒙德，维巴，2008），主要论据是英国调和与审慎的文化现象。但是我们也不要因为 18 世纪以来英国社会的平稳，就忘记了英国的"恭顺公民"并不是一味遵从。《大宪章》中对于自由的要求是现代政治文明的起源，光荣革命实质上颠覆了王权，英国是推动公民权利的发轫之地。光荣革命后，英国对于民权、民主和社会公正的重视是这个民族最广泛的共识，人们总是以公正作为基准来衡量社会中的事物。英国社会是建立

在"人权"和"公正"的基础上的。英国人主张以"公民利益"为核心，民主治理、民主监督，社会和谐，反对集权和霸权。需要注意的是，尽管英国民权思想根深蒂固，但英国却不像美国一样过分强调自由。与美国相比，英国人对政府的独立权威有很大程度的尊重，并且表现出一种信赖和自信。正如密尔在《论自由》中说的："权威的存在是必要的，因为他始终具有一种历史功能，但他又是高度危险的，所以必须对权威加以限制"。英国公民对这种加以限制的自由表示认同。

在这样的社会文化影响下，英国的政治文化①也很有特色。英国的政治文化主要有三个特点：一是保守主义与激进主义的融合；二是渐进的改革形式；三是变革的理性主义。英国和很多欧洲国家一样，政治文化中有一种务实、理性、稳健，而又保守、恋旧的力量。英国内敛的民族气质造就了国家相对温和的发展基调。英国"光荣革命"以后，保守主义成为英国的主流政治文化。保守主义主张在维持现有制度基础上温和、谨慎地改革。如果制度出现问题，也只能将改革限制在出现问题的部分，只能在不会撼动原有运行机制的情况下，将变革作为守成的一种延续。但这种保守的力量从 18 世纪晚期开始，受到了激进主义的挑战，毕竟长期的岛国生存还给予了这个民族奋斗和开拓的精神。两种势力的冲突和博弈最终造就了英国以"费边主义"为理念的改革——即用正义作为道德准则，以公民利益为核心，以维持社会稳定为目标，均衡、渐进地前进，逐渐消除不公正。就其实质来说，英国人是把变革塞在守成中，要求改变又总是下意识地寻找改革在传统中的正统性，所以英国总是喜欢在保守和激进的不同方案中找到平衡点。英国往往能将激进消融在保守中，将激烈的改革做到"润物细无声"。正如埃德蒙·伯克所说："英国人永远不会对别人的新花样进行模仿，也不会向已经证明了的错误倒退，而是站在当下，既不盲目向前，也不盲目回头，他们很好地在鸡蛋上跳舞，平衡了轻举妄动的风险与固步自封的风险。"此外，英国在发展道路中显示出很强的理性主义，注重改革的内容大于注重形式，异常重视实际。到了近代，英国已经在发展的过程中形成了面对社会变化的持重而克制的政治态度。因此，即便是社会环境变迁、政党轮替，保守稳健的作风和对既成事实的尊重仍然使英国政治选择了一种强烈的惯性。比如，赫伯特·基奇尔特的调查表

---

① 政治经济学家派认为政治文化是对政治问题的认知、态度和价值的总体倾向，政治文化使政治决定具有惯性和连续性。

明，自 20 世纪 70 年代开始，虽然意识形态存在一定差异的保守党和工党竞争更迭，但是对社会福利的开支占总财政支出的比例一直比较稳定。在这样的政治文化下，"换药不换汤"是英国理性改革的主要特点。英国在改革结果的形式和改革结果的内容之间，往往选择改革的实质内容。这就是为什么英国罕见结构性的、激进的改革，但改革实质效果往往更明显。最明显的例子就是英国的"光荣革命"，在欧洲大陆的封建君主制被势如破竹的革命力量颠覆时，英国的君主制却被维持下来了，国王和内阁仍然存在，但实质上，议会已经完全取代了国王成为政治实权的操纵者。这种"旧瓶装新酒""移花接木"的手法在英国政治选择上屡见不鲜（王娜娜，杜娜，2008），这种守攻兼顾甚至以退为进的有限改革方式往往使改革效力超乎想象，正如恩格斯（1956）所说："英国的改革愈是无声无息，它的影响力就愈大"。

英国人还对"法"和"规则"有一种骨子里的敬仰和尊重。英国人认为法是一种既成，这种既成事实就顺理成章地成为了守成的对象。这种唯法至上的民族精神和文化中保守、节制的因素结合在一起，形成了一种长期积淀的力量和深厚的文化传统。这种文化传统从一个侧面反映了英国人寻找正义之标准的内在诉求。一切在法之下，法就是正义的准绳。英国人对"法"的理解也不拘泥于实体法律，对很多古板陈旧的、约定俗成的规则，英国人也有一种根深蒂固的自觉性。整个英国社会，无论哪个阶层，无论是何种政治问题，包括体制和机制的建立和取缔，都要尽可能地寻找相应的法律和规则依据，借助法律标榜其行为的正义性（方江海，陈朋，2006）。久而久之，英国成为一个法制建设相当完善的国家。

我们来概括一下上文所述英国的经济、社会文化和政治文化的特点：①高收入国家；②社会以民权、民主、公正为道德准绳；③在权利分配上，认同有限制的自由；④主张稳健进步和渐进改良，既不愚钝保守，也不激进冒进；⑤社会改革的理性和务实的基调，注重改革实质大于形式，以"换药不换汤"和"润物细无声"为主要改革特色；⑥对既成规则和法律遵从的自觉性。英国的这些国家特质在医疗保障服务包领域体现得淋漓尽致。

5.1.2　英国国家卫生服务体系：难以撼动的政治符号

在社会福利领域，英国公民有着趋同的、强烈的福利意识。英国具有世界上最悠久的济贫史，第二次世界大战之后以《贝弗里奇报告》为蓝图，工党率先建立了"从摇篮到坟墓"的福利国家。英国主张政府承担起公民福利的责任，从而保障所有英国公民都有抵御社会风险的能力，主张以均衡渐进的方式推进资本主义改革，逐渐实现生产资料公有，缩小贫富差距，保障公民权利。到了 20 世纪 70 年代，撒切尔夫人打破了英国维持了近半个世纪的福利共识，一改英国温和改良的作风，大规模对高福利进行改革。但是历史的惯性总会将偏离常规的过激之举拉回到"保守"的心理可承受的范围，随后布莱尔政府选择了"第三条道路"，对撒切尔夫人激进改革导致的社会矛盾和分化进行调和。需要注意的是，即便是这样激进的改革使养老等社会福利领域出现了福利提供模式的改变，但医疗保障政策的惯性之强是有目共睹的。这种连续性来源于英国国家卫生服务体系的世界级符号意义——英国的医疗保障是世界上普惠制医疗保障模式的代名词，是在健康领域"政府作为"的表率，同时在源源不断的改革压力下，长盛不衰的英国国家卫生服务模式更是成为世界上成功应对"福利病"、实现管理精细化和科学化的典范。

英国医疗保障体系的建立可以追溯到第二次世界大战。第二次世界大战后凯恩斯主义在欧洲盛行，当时英国经济学家威廉·贝弗里奇基于德国的社会福利制度，撰写了对英国福利体系产生根本性影响的著作，史称为《贝弗里奇报告》。该报告的核心是把社会福利作为公民权利和政府使命，通过建立福利国家制度（welfare regime），使全民享有公共性质的福利待遇。《贝弗里奇报告》转变了传统的救济"选择性"原则，提倡"普遍性"原则。基于"贝弗里奇"报告，英国工党政府在 1948 年通过《国家健康服务法》，建立了英国国家卫生医疗服务体系（NHS），90% 的医院逐步实现国有化[1]。NHS 的建立标志着英国医疗保障进入全民免费服务时代[2]。国家卫生服务模式采用税收为筹资基础，为全民提供免费的医疗服务。保障理念以公民权利为资格基础，强调社会平等和谐。经过了半个多世界的发展演变，虽然 NHS 产生了很多问题，完全"公有化"的供方体系也受到了挑战，但 NHS 体系仍然是英国医疗保障体系的主要支柱，为全民提供免费、平等服务的体系理念从未动摇[3]。

---

[1] 高连克，杨淑琴：《英国医疗保障制度变迁及其启示》，载于《北方论丛》2005 年第 4 期，第 110 ~ 113 页。

[2] The Department of Health. A Consultation on NHS Constitution. www. orderline. dh. gov. uk.

[3] 柴振荣：《后福特制与福利：对英国卫生保健部门变革的分析》，载于《管理科学文摘》1997 年第 1 期，第 7 页。

纵观英国国家卫生服务体系六十余年的发展，所有对这种模式进行根本性、颠覆性改革的政治尝试都没有成功。即便是撒切尔夫人任下的大规模的私有化进程，对国家卫生服务体系的基础理念——全民覆盖，根据公民需要，免费提供卫生医疗服务也没有丝毫作用。然而英国免费医疗体系固有的供需矛盾一直是英国国内乃至世界诟病 NHS 的主要武器，同时也是改革的主要驱动力。自 1948 年建立至今，NHS 的参量式改革一直未断。众多改革手段中，英国国内对于通过界定服务包来约束健康福利的政治尝试一直非常抵触（Ham，1996），直至 20 世纪 90 年代中期，英国也没有建立起服务包制度。卫生资源有限的现实压力和无条件保障健康服务是民权的理念长期共存，形成了隐性的资源约束机制——以患者等待为主要形式。这是一种无奈的选择，随后无休止的、不合理的患者等待和服务不足带来的社会负面影响也是 NHS 为这种被动机制所付出的代价。在很长一段时间，判断患者是否应该等待，需要等待多久和服务提供程度等问题往往由医生主观决定，由此导致的社会问题引起广泛的舆论关注（Entwistle et al，1996）。无法进行根本性改革的原因就是国家卫生服务模式背后深厚的文化根基。国家卫生服务与英国根本文化和道德准则相融合——健康是公民的权利，政府必须无条件按照公民的需要提供医疗服务，公民的健康权利不能以任何形式被剥夺。这种模式根植在英国公民的心中，成为一种政治符号和民族骄傲，而服务包这种制度本身就是对这种无法撼动的符号和骄傲的一种对抗甚至亵渎。

表面上看，英国医疗保障不对公民的待遇横加限制，但翻过硬币看另外一面时我们就会发现，英国也没有对公民的健康待遇施以任何明确保障。这导致公民在需要卫生医疗服务时，权利能否得到真正的保障成为一个问号，存在很大的不确定性。虽然英国医疗保障没有排除任何人、任何服务项目，但患者长期等待，一直等到去世都没有得到治疗的案例耸人听闻、比比皆是。试问不对民权加以明确限制，就能够真正保障民权吗？这是一种最高层次的保障，还是一种政策的无为？鉴于这样严重的问题，英国很多地方政府自发地进行了一些对于 NHS 提供服务进行限定、优先选择的尝试。这从小范围来看，对这个问题起到了一定的缓解作用，但这又造成了地区间待遇的不平等。直至 20 世纪 90 年代末期，这个问题没有得到根本性解决，人们戏称这种不平等为"地区彩票"（Maxwell，1995）。英国医疗保障的理念是基于民权，按照公民需要无条件免费提供所有卫生医疗服务。这其中有两个要点：一是免费；二是无条件提供所有卫生医疗服务。这种理念无法撼动，但是如若不改革，患者等待这种无奈之举带来了巨大的社会负面影响，甚至影响政治和社会稳定，如若不改革，卫生费用持续非理性增长将使制度不可持续。英国医疗保障制度必须改革。一方面，英国通过持资全科医生（持资GP）、医院联合体和资金信托（NHS Trust，NHS Foundation Trust）等医疗保障体系以外的改革措施提高体系的运行效率，减少等待，控制费用增长，达到了一定效果。另一方面，就医疗保障制度本身的改革而言，对抗"免费"的理念基本不可能，那会动摇国民卫生服务的根本，只能选择对医疗保障提供的服务项目加以限制。这是英国医疗保障制度内改革的唯一突破口。

5.1.3 英国医疗保障服务包的理念和形式：显性福利、隐性约束

英国医疗保障的改革并没有像很多国家那样大张旗鼓，有关服务包改革的方式可以说是英国"润物细无声""换药不换汤""注重内容看轻形式"的改革方式的典型案例，是民权和社会公正为本的现实体现。

曾经乃至现在有很多观点认为英国医疗保障根本没有服务包，因为表面上看，英国的医疗保障几乎没有排除任何服务，是无所不包的。这种判断在20世纪90年代以前是正确的，但现在这种论断就有失公允了。英国工党20世纪90年代再次执政时开始对国家卫生服务模式实施改革，这次改革看似与限制医疗保障服务范围改革无关，但实则通过这些声东击西的改革，英国医疗保障的服务包已经在"无所不包"的"汤"里换上了"界定并且是科学界定"的"药"。

在服务包理念上，医疗保障服务包是"按需要"分配，不单纯因经济承受能力而排除服务项目或歧视任何人群。这是英国人权民本和社会公正准则的产物，这一点从未也不可能改变。服务包的表现形式就比较复杂了。英国堪称是医疗保障服务包最复杂的国家。在英国"换药不换汤"的一贯政策作风下，英国医疗保障服务包仍然不是一个自成体系的、明晰的列表式目录，而是由逐渐累加的多个法律、法规、政策和规范综合形成的，表现为多个法律、政策、规范并存的泛目录（见表5-1）。这些法律、政策和规范对公民健康服务资格/权利和健康资源利用都有很强的限定功能。

表 5 - 1　　英国医疗保障泛目录

分类	法令（Acts of parliament）	国家健康服务框架（National service frameworks）	NICE 技术评估（NICE technology appraisals）	NICE 诊疗规范（NICE clinical guidance）	合约（Contracts）	初级诊疗目录（drug tariff）	HRG 付费（HRG tariffs）	定价清单（Fee schedules）
受法律约束	是	否	是	否	是	否	否	否
决策方	议会	卫生部和外部顾问	卫生部和评估机构	NICE 专家团队和利益相关者	卫生部和行业协会	卫生大臣和处方药定价署	卫生部	卫生部和行业协会
目的	在较宽泛的层面上界定健康服务的权力和义务	改进服务质量，减少服务差异	改进服务质量，减少服务差异	改进服务质量，减少服务差异	报销或补偿	报销或补偿	报销或补偿	报销或补偿
列表法/排除法	列表法	列表法	列表法或排除法	列表法	列表法	列表法	列表法	列表法
详细程度（1. 全部必要；2. 具体到服务类别；3. 具体到项目）	1	2 或 3	3	2 或 3	1 ~ 3	3	2 或 3	3
更新频率	不规律	不明确	4 ~ 5 年	4 ~ 6 年	不规律	按月	改变中	至少每年一次

同时，英国建立了优先选择机制。通过科学判断国家重点疾病问题来遴选出国家优先保障的卫生医疗服务，并对新的医疗技术和治疗手段进行严格二次准入①。英国现在尚没有建立，也不太可能建立一个独立的罗列所有医疗保障服务项目的目录。原因是就英国的经济实力和现有保障服务范围的广度来看这样做不必要也不切实际。这是多数发达国家的情况，在浩瀚的卫生医疗治疗手段和服务项目中一一进行评估，然后再遴选出数以千计的服务项目是完全不必要也几乎不可能的事情。英国的可贵之处在于其几乎是发达国家中唯一没有采取简单的排除法来排除小部分服务的国家，而是选择通过建立多种机制来对医疗保障提供何种服务进行科学决策和规范。从改革趋势来看，这种由多种法律、政策和规范构成的泛目录服务包体系越来越详细、明确，趋于向列表式目录发展。

（1）泛目录

一是法律和法规。1946 年，《国家卫生服务法》（National Health Service Act）建立了 NHS，要求"NHS 为英格兰和威尔士提供综合性健康服务"（《国家卫生服务法》，第十八章）。《国家卫生服务法》虽然是英国卫生医疗体系的准绳，但英国卫生体系内法律的传统是"界定一般法律责任而不是详细的权力和资格界定"（Montgomery，2003）。法律和准法律对公民权利的界定比较宽泛，而不是对特定服务赋予指向性权利（Montgomery，2005）。《国家卫生服务法》的第三章规定了 NHS 要提供住院服务、专科诊疗服务和护理等服务类别。第十九章规定初级诊疗体系必须建立社区卫生中心，提供全科服务、牙科服务、眼科服务和药品等门诊服务。同时初级诊疗体系需要提供母婴保健服务、家庭护理、预防免疫接种和急诊服务。1977 年，NHS 法对 1946 年的《国家卫生服务法》进行了有限的细化，规定了卫生大臣（the Secretary of State for Health）的职责："①持续改善英格兰和威尔士的健康服务；②保障公民物理和精神的健康；③保障预防、诊断和治疗服务的提供。" 1977 年，NHS 法宽泛地罗列了服务范围，包括医院服务、药品、牙科、护理和急诊服务，同时规定了卫生大臣必须为"合理的要求提供必需的服务"。这里需要指出的是，NHS 法并没有强制卫生大臣提供任何具体的服务，同时也允许卫生大臣考虑经济因素（Newdick，2001）——综合性的免费服务由于经济等资源的限制，很难达成，卫生大臣有权力根据政治经济形势和可获得资源作出判定。除了《国家卫生服务法》，《英国判例法》（Case Law）也规定

---

① 一次准入指市场准入；二次准入指医疗保障体系准入。

NHS 不允许对任何健康服务全面禁止（blanket ban），除非压倒性的临床证据证明指向服务项目有严重安全问题或无效（Newdick，2005）。《英国判例法》下有"黑名单"和"灰名单"，在黑名单和灰名单中的治疗手段是不允许全科医生开处的，在灰名单中的则仅在特殊情况下可以使用。这些限制在《健康和社会服务法》（Health and Social Care Act）28c 中列出。黑名单包括数千种药品，如 4711 Cologne，Barkoff Cough Syrup，Cow & Gate Premium Baby Food，Elizabeth Arden Flawless Finihs，Gale's Honey，Heinz Weight Watcher Baked Beans and Ribena。

二是 NHS 规划。英国卫生部制定的"NHS 规划"（Department of Health，2000）中规定了 NHS 提供卫生医疗服务的理念和原则（Department of Health，2000）：①NHS 致力于根据诊疗需要（clinical need）而不是支付能力，提供全民覆盖服务；②NHS 致力于提供综合性服务；③NHS 致力于满足病人及其家属的需要和偏好；④NHS 致力于回应不同人群的不同需要；⑤NHS 致力于持续改进服务质量，减少错误；⑥NHS 致力于支持并珍视雇员；⑦健康服务的公共资金必须专款专用，只为 NHS 病人服务；⑧NHS 将与一切相关机构一起致力于为患者提供整合的、无缺口服务；⑨NHS 致力于维持人民健康，减少健康服务的不平等；⑩NHS 将尊重病人的隐私和知情权，公开服务、治疗和绩效的信息。其中，NHS 规划对第二条原则的解释是：NHS 提供综合性健康服务，包括初级诊疗和社区健康服务，二级诊疗和三级诊疗。此外，NHS 将在健康促进、疾病预防、自我健康维持、康复服务和后续服务方面提供信息服务和居民个人帮助。NHS 将持续提供诊疗适宜的、具有成本效益的服务。首先需要注意的是，NHS 的服务范围是"综合性"的，"NHS 规划"中也列数了服务的范围，从初级诊疗到康复服务都涵盖在内。但是，NHS 并没有承诺提供所有可能提供的服务，仅承诺提供满足"诊疗适宜"和"成本效益"标准的服务。言外之意，没有满足标准的 NHS 并不保障。同时，"NHS 规划"格外强调初级诊疗，减少对治疗性服务的需求。NHS 规划是具有法律效力的，法律规定初级诊疗信托（Primary care Trusts）和地方卫生管理局（Strategic Health Authority）在运行过程中必须考虑 NHS 规划（Secretary of State for Health，2002）。英国人血液里对法的尊重和遵从使 NHS 规划并不是"束之高阁"的空文。"NHS 规划"是 NHS 体系的基本法，将英国公民健康服务的权力放在法律的高度给予重视（Montgomery，2003）。NHS 规划的一大贡献就是建立了预约系统，取代患者等待列表，制定了最高等待时间保证（Department of Health，2004）。初级诊疗：24 小时；全科医生：48 小时；急诊：注册后 4 小时；一般门诊服务：预约后 3 个月；住院服务：6 个月；NHS 规划给予癌症、心脏疾病和精神疾病优先权。NHS 规划扩大了癌症筛查计划，并提高了癌症药物的保障水平；引入了胸痛门诊绿色通道，精神疾病和老人二级诊疗快速通道，疗养院免费的护理服务。另外，NHS 规划保证截至 2001 年 9 月，所有等待牙科门诊的病人都会得到相应治疗，NHS Direct（24 小时电话护士服务）作为辅助。财政加大投入建立牙科中心和提高牙科服务质量（截至 2005 年 4 月，这个承诺仍然没有实现）。

表 5 - 2 英国国家健康服务框架

疾病	执行时间	具体说明
儿科重症	1997 年 7 月	保障重症儿童的适宜服务
精神卫生	1999 年 9 月	成人的精神卫生服务的规划：健康促进；初级诊疗和专科治疗；长期治疗和护理；医生和护理人员的支持；减少自杀率
冠心病	2000 年 3 月	12 个标准改进冠心病的预防，诊断和治疗
癌症	2000 年 9 月	英格兰对于癌症的投入和改革
老年人	2001 年 3 月	为老年人制定新的国家健康模式标准
糖尿病	2001 年 12 月	英格兰有 130 万的居民患有糖尿病，糖尿病国家服务框架旨在保障糖尿病患者无论在英格兰哪里，都得到等标准治疗
肾病	2004 年 1 月	提高服务标准，减少地区间差异。制定 5 个标准和 30 个优质服务记分，改善血透患者和肾脏移植患者的选择权和服务质量
妇幼	2004 年 10 月	保证为孕妇和儿童提供平等，高质和整合性的健康和社会服务
慢性病	2005 年 3 月	为慢性症状患者提供持续的高质量的服务。关键词为独立生活，以需求和选择为中心规划服务，更方便和及时的服务，整合所有相关机构和专业提供整合性服务

三是国家健康服务框架（National Service Frameworks，NSFs）。国家健康服务框架是 1997 年英国卫生部白皮书的主要贡献。国家健康服务框架的革命性意义在于制定了全新的资源约束机制——全国统一的对新治疗手段的评估标准。在国家健康服务框架中，卫生部制定了国家统一标准，界定了部分详细疾病的主要干预措施和服务，要求 NHS 医院必须提供这些服务，并且对如何在执行环节落实

这些规定制定了战略措施和时间要求。简而言之，国家健康服务框架首次制定了部分详细列表式的服务包，但是并没有明确排除任何服务。国家健康服务框架对于疾病服务的遴选是以 NHS 规划为基础的。具体疾病的服务框架如表 5 - 2 所示。国家健康服务框架的标准是没有法律效应的，并不强制执行。《健康服务和社会服务法》（2003）赋予卫生大臣制定健康服务标准的权力，但国家健康服务框架是卫生大臣的一个主要的依据（Secretary of State for Health，2003）。2004年，英国卫生服务委托署（Healthcare Commission）开始根据冠心病的服务框架进行全国性评估，随后卫生大臣重新强调了国家健康服务框架的准法律地位。

四是国家卫生医疗质量标准署（National Institute for Health and Clinical Excellence，NICE）规范。NICE 制定了三种规范：医疗技术使用规范、诊疗规范和干预程序规范。医疗技术规范主要是用来指导和规范现有和新的技术在 NHS 体系的使用。到 2010 年，NICE 已经发布了 88 个技术评估结果，其中包括药品、医疗器械、诊疗技术、手术程序、健康促进行为。诊疗规范针对特定疾病对临床诊疗行为进行指导。到 2010 年有 39 个疾病的临床诊疗规范出台。NICE 的诊疗规范是对国家健康服务框架执行的细化。干预程序规范用来评估诊断和治疗的干预措施是否安全有效，是否可以被日常治疗所采用。NICE 一般都是对新的干预措施进行评估，如果现有干预措施出现安全问题，也会进行评估，如 NICE 曾对多功能动态心脏监护报警系统和放射线疗法进行评估。至今 NICE 已完成对 114 个干预程序的评估。NICE 的技术使用规范是具有法律强制效应的。NICE 在技术使用规范中建议的技术，NHS 医院必须在三个月内配备相应资金并投入使用（Secretary of State for Health，2001）。在 NICE88 个技术评估中，仅有很少数（10 个）被否定了，其中包括智齿拔除、听力障碍辅助仪器、结肠癌的腹腔镜检查等。

五是卫生部规范。NHS 体系是一个高度中央计划的系统，其管理是通过卫生部和 NHS 医院之间的频繁沟通实现的（Montgomery，2003）。卫生部经常通过政策文件，尤其是健康服务通告（Health Service Circulars），与 NHS 医疗机构沟通。健康服务通告的内容一般是关于重要或者紧急的特定情况。一些健康服务通告是和地方卫生通告联合下发的。这些通告虽然不是法律文件，但是一般却具有高度执行力。除此之外，地方卫生部门（Strategic health authority，SHAs）也会出台地方的政策和规范。这些政策和规范对资源利用起到了一定的约束作用，对特定疾病和诊疗手段的患者权利在更细化的层面上进行了保障。

六是 NHS 合同（见表 5－3）。在英国历史上，排除的药品、服务和技术都是根据传统和文化决定的。NHS 购买合同明确排除了一些药品服务或技术，包括整容手术、扭转绝育、输精管结扎逆转、体外受孕等。其中全科医生服务合同（General Medical Services Contract，GMS）是最重要的 NHS 合同。全科医生服务合同建立于 2004 年，目的是保障初级诊疗在 NHS 体系的提供。NHS 一直给予初级诊疗以高度重视，以期减少居民对更复杂和昂贵医疗服务的需求。在全科医生服务合同下，全科医生提供三个层级的全科服务，包括强制提供的基本服务、附加服务（一般必须提供，但医生有权力在规定允许情况下选择不提供）和强化服务（可选择）。基本服务包括急诊治疗、对晚期疾病和慢性疾病的管理、对注册居民的家庭随访、75 岁以上老人的年度常规体检、三年以上没有到注册全科医生处就诊居民的访问和体检、新注册居民的体检。附加服务包括子宫颈筛查、避孕服务、预防和免疫接种、儿童免疫接种、5 岁以下儿童健康监督、孕产服务和小外科手术。强化服务包括患者信息电子化、改进就诊效率、保护全科医生和病人不被暴力病人伤害、65 岁以上居民和高危居民的流行性感冒防疫（Department of Health，2003）。

七是质量和结果框架（Quality and Outcomes Framework，QOF）（见表 5－4）。卫生部 2004 年出台质量和结果框架，是根据医学循证做出的最好服务的建议。质量和结果框架是对全科医生的一种激励机制，质量和结果框架的执行情况与其薪金挂钩。一些质量和结果框架中强调的项目和全科医生服务合同是重合的。比如高危居民的流行性感冒防疫、患有糖尿病、慢性阻塞性肺疾病、哮喘、冠心病和中风在质量和结果框架中也被强调。

表 5－3　　　　　　　　　　　　　全科医生服务合同

基本服务	急诊治疗
	晚期疾病和慢性疾病的管理
	注册居民的家庭随访
	75 岁以上老人的年度常规体检
	三年以上没有到注册全科医生处就诊居民的访问和体检
	新注册居民的体检

续表

附加服务	子宫颈筛查
	避孕服务
	预防和免疫接种
	儿童免疫接种
	5 岁以下儿童健康监督
	孕产服务和小外科手术
强化服务	患者信息电子化
	改进就诊效率
	保护全科医生和病人不被暴力病人伤害
	65 岁以上居民和高危居民的流行性感冒防疫

表 5 - 4　　　　　　　　　　　　　　质量和结果框架

医疗服务项目	记分	占比（%）
冠心病的二级预防	121	11.5
中风和脑卒中	31	3.0
高血压	105	10.0
糖尿病	99	9.4
慢性阻塞性肺疾病	45	4.3
癫痫	16	1.5
甲状腺机能减退	8	0.8
癌症	12	1.1
精神卫生	41	3.9
哮喘	72	6.9
记录和患者信息	85	8.1
患者交流	8	0.8
教育和培训	29	2.8
行为管理	20	1.9

续表

医疗服务项目	记分	占比（%）
药物管理	42	4.0
患者经验	100	9.5
附加服务	36	3.4
会诊治疗	100	9.5
质量绩效	30	2.9
就诊奖励	50	4.8
合计	1050	100

八是专科医生合同（Consultant Contract）。专科医生合同建立于2004年，强制所有新执业的全科医生必须签订合同，对于已经执业的全科医生是可选择的（Maynardand Bloor，2004）。合约专科医生与NHS医院的诊疗业务院长签署"工作计划"。工作计划中，双方共同决定医生的"计划行为"（programmed activities）。"计划行为"是一个4小时时间内需要提供服务行为的详述，工作计划由一系列的"计划行为"构成。每个全科医生必须每周履行至多十项计划行为。总体来讲，绝大多数（7~8个）"计划行为"是直接的诊疗服务，比如临床诊断、急诊服务、病房查房、门诊服务和与诊疗相关的行政工作，其余的计划行为包括培训和研究。专科医生的薪酬基于他们提供的"计划行为"。当然，每个医院甚至每个医生合同下的"计划行为"都是不同的。但NHS的"工作计划"中规定了制定"计划行为"的大前提：高效率并且有效利用NHS资源。

九是医院付费体系。NHS体系是公立医院的主要筹资来源，从2002年开始，NHS付费的主要方式是"按结果付费"（payment by result）。在2002年引入按结果付费以前，NHS对医生的激励/约束机制是以解除合同为主要手段的。按结果付费的目的是支持NHS现代化，根据医院的工作情况付费，激励高效和高质的医疗行为。在此付费体系下，建立并实施全国统一的医疗服务价格体系。定价的依据是"卫生资源组"（Healthcare Resource Group，HRG）。HRG

类似于按病种付费（Diagnostic related group，DRG）[①]，根据诊断和治疗的复杂性以及每个诊疗手段医院所付出的成本制定价格。HRG 参考了 NICE 规范和国家卫生服务框架，是一个对具有激励成本效益的服务产生正向激励作用的付费体系。

十是初级诊疗药品价目表。虽然英国的服务包并不是很明确，但是英国却有一个药品价目表（drug tariff），供初级诊疗体系使用。1992 年 NHS 法规指定卫生大臣发布关于 NHS 使用药物和仪器的原则。卫生大臣委托"处方药定价署"（Prescription Pricing Authority，PPA）处理生产商的申请并制定价目表。这个价目表实际确定了全科医生可以使用的药品范围和价格。安全、质量和成本效益是遴选价目表内药品的指标。

十一是定价清单。与初级诊疗药品价目表类似，定价清单也是一种医疗保障报销目录。只要服务项目涵盖在定价清单内，就说明这些服务是涵盖在政府提供方补偿列表中的，是英国医疗保障明确提供的。如英国政府对于牙科服务出台"牙科付费计划"，患者付固定的分担金额[②]（copayment），其余部分由财政全部承担。虽然患者的分担金额通常不超过 10 美元，但仍然起到一定防止投保人滥用医疗资源等道德风险行为的作用。

十二是全民覆盖的筛查项目。英国目前有两项筛查项目是英国政府承诺全民覆盖的，一是乳腺癌的全民筛查；二是宫颈癌的全民筛查。

上述由多种法律法规、政策和规范构成的泛目录实际上已经对英国医疗保障提供哪些服务进行了相对明确的界定，甚至比很多一个单独的医疗保险目录更加明确，更加具有针对性。在泛目录基础上，英国还发展了优先选择机制。

（2）优先选择机制

英国的优先选择机制主要是针对国家重点疾病问题的。虽然很多国家都称自己对公共医疗保障资源的约束为优先选择机制，但是各国优先选择机制的内涵却有很大差异。在有些国家，优先选择机制是对几乎所有的服务项目进行评估，按

---

①　按病种付费是指按照具体的诊断结果为所有该诊断涉及的医疗服务付费。医保支付方预先设定诊断种类，并决定其报销水平，支付水平通常是由平均资源消耗量决定的，所有划入同一诊断码的疾病按统一水准报销。按病种付费对服务量易于控制，并促进更有效的成本管理。很多国家都采用了按病种付费，而各国在对诊断和治疗手段的编码方法上又各有差异，如加拿大采用 DRG，英国采用 HRG，美国采用 CMS - DRG、HCFA - DGR，德国采用 G - DRG 等。按病种付费费率是基于患者本身、医疗决策及医院、地区、国家间的差异计算出来的。

②　分担金额是指投保人为每次就诊支付的少量费用。

照一定规则排出先后顺序（如美国，在美国部分的讨论中会具体介绍）；有些国家的优先选择机制则是指选出部分服务，在资源不足（如医保基金出现赤字）的情况下，优先保障；而英国的优先选择机制，是指选取一些可能对卫生资源、预算造成严重影响的新的医疗技术，或者是群众反映强烈的医疗技术进行评估。这一行为的主体是英国卫生医疗质量标准署（NICE）。在过去的十年里，NICE 对所有癌症药物以及 400 种疾病和治疗组（technology-indication）进行评估，1/10 的备选项被否决了，2/3 的技术被准入并允许无条件（所有相关疾病情况）使用，24% 被准入但有条件使用。NHS 强制要求所有 NHS 医疗机构对准入的药物和诊疗方式必须在三个月内配备和使用。

5.2　英国医疗保障服务包的治理：多中心协同

医疗保障服务包多中心决策治理是英国最大的特色，是世界上通过委托方式建立利益相关者参与机制实现服务包民主、科学决策的典范。

5.2.1　英国多中心卫生管理体制

权利主体"有限自由"和对政府的信赖是英国公民对于权的态度。英国人对于政府是信任的，但同时强调权力的制衡。在这样的权利态度下，英国拥有坚实的社会第三部门和公民社会。正如英国学者 Davies 在其《责任机制：契约治理的公法探析》一书中描述的："英国一度的政府主导体制经历了惩罚救济、组织支配、全面干预及授权治理四个阶段"[①]。自 20 世纪 90 年代开始，英国成为授权管理这种现代公共治理形式的先锋，国家立法授权建立了多个专业机构，行政决策权威被大大削弱，取而代之的是采用契约治理和授权治理方式建立多个具有权威性的专业化管理机构，协助政府主管部门决策[②]。相比起美国的第三部门，英国的第三部门更加正式且具有权威，因为英国的社会第三部门

---

① A. C. L Davies, Accountability：A Public Law Analysis of Government by Contract, Oxford university press, 2001, P. 27.

② Drewry, C. The Executive：Towards Accountable Government and Effective Governance? in Jowell, J. and Oliver, D. （eds. ）, The changing constitution5th, Oxford：Oxford University Press, pp. 280 – 303.

往往是来源于立法，完全脱离政府行使职权的正式社会组织，甚至对很多社会政策具有最终决策权。拥有了这样的国家治理方式和坚实的第三部门，多中心治理的理念体现在英国国家制度和社会管理的各个方面，在卫生管理体制方面也不例外。

英国《国家卫生服务法》规定卫生大臣负责制，卫生大臣承担着为全国提供健康服务的最终责任。英国卫生部（Department of Health）是国家卫生医疗行政管理最高权力机构，它负责国家卫生医疗工作的总体规划和决策，由卫生国务卿（Secretary of State for Health）、两名国务大臣（Ministers of State）和三名议会副部长（Parliamentary Under - Secretaries of State）共同领导。英国卫生部内部设置部门委员会（Departmental Board），部门委员会由三名高级政策顾问、地方政府和社会健康顾问、融资和机构运行部长以及三名部门外的成员组成，为国家医疗卫生服务的运行及卫生服务制度的拟订、确定和实施制定有关发展战略。地区卫生局的主要职能是执行国家层面的政策。所以，在行政体系内部国家层面的政府机构起领导作用，而地方政府负责执行。

20 世纪 90 年代中期，英国在卫生体系内建立了内部市场制度和委托制度，进行立法授权治理改革，这次改革是英国在新公共管理旗帜下契约治理的一次创举。主要有两项改革措施：一是地区卫生部门进行整体卫生规划，评估卫生需求，并在医疗机构的绩效基础上安排购买服务；二是立法建立并授权专业机构协同管理，这些机构被称为与政府一臂之遥的机构（arm-length bodies）。所谓与政府一臂之遥，就是说资金来自财政，直接对议会负责，与政府行政机构是平等合作关系，以保证其独立性和合法性。

这些专业机构是英国卫生治理体系的重要部门。英国建立了以这些专业机构为治理中心的治理结构。英国卫生体系内有相当数量的专业授权管理机构。NHS发展史上最多曾经有 38 个此类机构，造成了管理棘轮效应和多头管理等问题。在 20 世纪 90 年代政府体制改革中，英国大规模减少了授权管理机构。截至 2008年，仅有 20 个授权管理机构存在。这些授权管理机构大致可以分为四种类型：监管型、标准制定型、公共利益型和服务提供型（见表 5 - 5、表 5 - 6）。其中标准制定型是与服务包密切相关的授权管理机构。

表 5 - 5   授权管理机构类型及主要代表机构

类型	名称
监管型 Regulatory	英国公立医院监管署（NHS Improvement）
标准制定型 Standards	英国卫生医疗质量标准署（National Institute for Health and Clinical Excellence）
公共利益型 Public Welfare	国家患者安全机构（National Patient Safety Agency）

表 5 - 6   英国卫生体系的部分专业性授权管理机构

机构名称	成立时间	职能	运行机制	机构属性
国家卫生医疗质量标准署（National Institute for Health and Clinical Excellence，NICE）	1999 年 4 月	制定医疗服务标准；通过成本效益分析对医疗服务、药品、医疗器械进行评估	政府拨款，但独立于政府	政府授权的专业化监管机构，具有法定权力（SI 1999 Nos 220 and 2219）
英国公立医院监管署（NHS Improvement）	2016 年 4 月	独立的经济监管机构，由改革前的若干机构合并组成；监管对象包括 NHS Trusts、FTs 和独立的医疗服务提供者	评估一次临床服务质量，监督 NHS 是否执行 NICE 制定的标准	政府设立的公共机构（Health Act 1999）
国家患者安全机构（National Patient Safety Agency）	2001 年 7 月	维护患者权益；监督并反映 NHS 的问题；针对问题提出解决方案	强制的全国性体系，报告 NHS 的失职和漏洞，提供国家患者安全标准	政府授权，具有法定权力（SI 2001 No. 1743）

资料来源：Walshe，2005，P. 968.

5.2.2　英国医疗保障服务包多中心治理架构

在这样的国家治理体系和卫生管理体制下，英国医疗保障服务包的治理具有明显的多中心治理和新公共管理特征——专业化、精细化，不同主体的管理权力清晰、制衡机制明确。凡是与英国医疗保障服务包有关的法规、政策和规范的制定和管理机构，包括制定 NHS 合约的初级诊疗信托，制定国家健康服务框架的卫生部门和制定诊疗规范和技术评估的英国国家卫生质量标准署，都是服务包的治理主体。

为解决英国卫生医疗服务地区间差异的问题，英国自 20 世纪 90 年代开始削弱了地方卫生部门的职权。英国卫生大臣和国家卫生主管部门是服务包的最终决策主体。由专业授权管理机构将评估结果交由卫生部门核准并向社会发布。虽然卫生大臣和卫生部门保留了最终决策权，服务包制定的主要过程还是在专业性机构发生的，但专业性机构评估的结果并不完全是技术性的辅助支持，而是具有法律强制性效率的正式文件，卫生部门和卫生大臣在没有强有力的证据或者必要考虑的时候，一般不会驳回专业委托机构的判断结果。

在英国授权治理的机构中，服务包授权治理的最重要的机构是英国卫生质量标准署。NICE 在 NHS 体系内绝不是一个单纯的技术标准研究机构，而是法律授权的全权代理政府专业职能的医疗资源"守门人"。英国福利型医疗体系并不像保险型体系一样具备固有的资源利用的限制机制，即通过市场首次准入的项目，必须经过医疗保险的二次准入才能得到报销资格。从产品属性上讲，英国医疗保障是公共池塘物品，"免费午餐"必然会产生道德风险。解决这种"公地悲剧"的有效途径之一就是建立一种机制，在保证医疗质量和患者权利的前提下，优化资源利用。NICE 正是这样一种机制的执行者。在英国，NICE 恰恰就承担了 NHS 的二次准入职能，服务和药品必须通过 NICE 的门槛，才能被卫生服务系统所利用。这样看来，NICE 实际是 NHS 体系的医疗资源的"守门人"，对医疗机构和医生的诊疗选择有重大影响，是医疗器械、技术和服务能否得到广泛应用的关键。这样，NICE 自然成为利益相关者角力的场所、博弈的舞台。同时 NICE 是公共利益的代表，成为平衡"有限卫生资源"同"无限健康需求""产业利益驱动"之间矛盾的重要机制。近年来，NICE 在新兴医疗技术和专利药的问题上承受了巨大压力。理论上讲，NICE 面对所有诊疗技术的立场都是中立的，但新技术和专利药的价格往往很昂贵，在市场存在可替代通用名药和诊疗手段的前提下，费用控制的目标自然会令 NICE 对采用新的技术手段持谨慎态度，这也是其使命定位所决定的。这就与患者组织与产业的利益诉求有所不同。NICE 在一定程度上代替卫生大臣和卫生主管部门承受反对意见和舆论压力，从另一个角度说，NICE 也是缓解这种矛盾的缓冲机制。

5.3　技术程序：医学、经济、社会价值并重

在介绍英国社会文化时，我们讨论到英国人的思维习惯很少走极端，强调社会的融合和调和，希望在社会和谐和有礼有节的气氛下处理问题。在面对矛盾和竞争时，以程序公正为先决条件。这种价值取向决定了医疗保障服务包在面对选择时候的判断，医学价值、经济价值和社会价值这三种在某种程度上处于竞争关系的因素被赋予同样的地位。同时，对公正的诉求使英国几乎完全运用科学的技术手段来代替主观判断做出技术评价，进而做出选择，在整个过程中，尤其是社会价值判断过程中，各种利益相关者的声音都能够通过渠道被决策方吸收。

法律规定凡是"必需，合理"的服务，医疗服务机构不能以任何理由拒绝。然而"必需、合理"是一个模糊的指标，无法转化为具体的技术路线。那么就需要对"必需、合理"做注解。在英国，"必需、合理"被细化为医学价值、经济价值和社会价值的同时满足。泛目录中的各种法律法规、政策和规范的遴选标准有一定差异，但都是由以下这三个主要指标构成的（如表 5 - 7 所示）。

表 5 - 7　　　　　　　　　　　英国泛目录评估指标体系

评估项目	法律法规	国家健康服务框架	NICE技术评估	NICE诊疗规范	NICE干预程序	合约	等候时间保证	NRG付费	定价
诊疗有效	√	√	√	√	√		√		
成本效益	√		√	√					
社会伦理	√	√	√	√	√		√		
预算约束	√	√				√		√	√

临床有效性、成本效益分析和社会伦理判断是三个微观层面的主要衡量指标，这三个主要指标被赋予了同样的权重，这种模型被很多国家所借鉴（Chalkidou，2009）。在宏观层面，预算约束与微观成本效益评估的结合方式是给付意愿法、固定预算法、门槛准入法在不同情况下的综合利用。由于英国对医疗保障服务的评估往往是对单独一个项目或者是少数项目/疾病的评估，少有对大批量服务项目的集体评估，因此我们主要探讨微观层面的三个指标。这种方式已经被澳大利

亚和新西兰等很多国家借鉴。单个服务项目评估的技术指标和技术路线见图5－1。临床有效性主要依据是专家意见和临床循证数据。所有其他的经济性判断和社会性判断，都是建立在临床有效的前提之下的。NICE衡量成本—效益的主要依据是质量调整生命年①（Quality – Adjusted Life Year，QALY）（Steven，2009）。英国将不同医疗技术和服务按照质量调整生命年的不同分成三个区间（2万英镑以下、2万~3万英镑和3万英镑以上），再做是否准入的决策（见图5－2）。最后，NICE有专门的公民委员会（Civil Council）来集体判断某项服务项目是否符合社会伦理标准，力求达到医疗价值、经济价值同社会价值的高度统一。

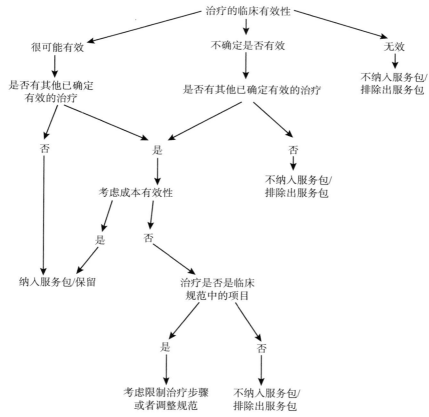

图5－1 英国医疗保障服务包技术程序示意图

① 质量调整生命年是一个常用的衡量健康收益的指标，通常情况下，一个质量调整生命年被赋值10万美元。

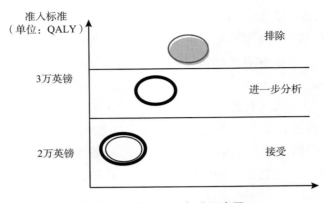

图 5 - 2　英国准入标准示意图

　　毋庸讳言，NICE 技术分析本身的客观性和准确性也会存在一定问题。首先，现有医学证据并不一定完备精确，导致研究结果未必准确；其次，技术评估也不可能做到完全客观，尤其是对 2 万英镑到 3 万英镑这一区间的判断，无法摆脱专业人员和政客的主观意见，这种固有缺陷也是一些利益相对方诟病 NICE 的主要说辞。英国在这一标准的确定方面综合专家共识和民意调查的给付意愿。此外，由于 NICE 决策还需要顾及其他政治目标，并需要考虑 NHS 体系整体的收支平衡，所以难免产生灰色地带。这个方法资源需求量非常大，方法难度大，而且具有很强的政治敏感性和道德上的质疑可能性。虽然存在上述问题，但相对于很多完全依赖专家经验法的国家，英国 NICE 诊疗规范制定的技术手段已经比较科学，制定程序已经比较严谨了。

　　在制定程序方面，科学性和公正性非常重要。科学而系统的研究过程是制定高质量诊疗规范的前提。为保障研究结果的科学性和可行性，以 NICE 为主体的治理体系在多年的摸索中已形成一套严谨、透明并具有高度参与性的服务包制定程序。首先，对于评估的选题，NICE 有严格的筛选过程。病种或诊疗手段的备选项一般来自卫生部门的指派或者是专业人士/组织的建议。同时 NICE 开辟了社会建议渠道，针对社会反映的重点疾病问题进行定期研究反馈，然后将选出的优先健康问题和医疗技术问题上报内阁卫生大臣，得到批准后再列入研究日程。其次，NICE 建立了规范、开放、多元的专家团队。NICE 研究网络的专家是向社会公开招聘的，他们与 NICE 签订合同，形成雇佣关系。专家团队中不仅包括医生和医学研究人员，也包括经济学家、卫生政策学家和社会学家。这些专家组成了

NICE 的国家专家库（National Collaborating Centres）。国家专家库下设癌症、慢性病、初级诊疗、急诊等八个子专家库。每个子专家库又设有评估委员会（Review Panel），这是 NICE 的常规机制。针对具体问题，NICE 会在不同子专家库内组织"规范制定委员会"（Guideline Development Group，GDP）。"规范制定委员会"（以下简称"委员会"）的工作程序很严谨。首先，委员会要与医生和医疗机构沟通，深入了解现有诊疗行为并进行基本情况评测；其次，委员会要界定研究范围和口径，排除不必要的研究对象；再次，委员会对现有医学证据和相关文献进行系统整理和遴选。为保证分析的正确性，文献选择是非常严格的。NICE 已经建立了一套由近百个主题数据库组成的资料系统，力求找到最完整、最佳的研究证据进行循证医学分析。这样，委员会的工作就进入到数据分析和医疗技术评估这一核心程序。最后，委员会开始撰写评估文本草稿，经鉴定和许可后，上报内阁卫生大臣审核签署并向社会公布。

NICE 具有"平衡器"作用——利益相关者达成一致和诊疗规范的出台。NICE 本质上是独立标准制定机构，但由于其制定的标准会牵动很多利益神经，因此其运作非常紧张。NICE 诊疗规范虽然受到立法保护，但同时也受到上诉机制（appeal）的约束。NICE 必须通过种种渠道和机制保证产业、行业组织、专家和医生代表、公民/患者代表等利益相关方的监督和反对的权力。这致使诊疗规范出台困难重重，经常要经过一个艰难的博弈过程。因此 NICE 成立十余年以来，相关法律诉讼不断。在这种环境下，要使利益相关者达成一致，推动规范出台并执行，NICE 经常要做出让步、妥协或选择暂缓。这种复杂的利益环境有利有弊：一方面，这会影响 NICE 的工作效率，但另一方面，这种博弈也在很大程度上造就了 NICE 规范制定的科学和严谨。面对质疑，NICE 必须保证研究的高度可重复性、过程透明化和广泛参与。目前，经过十余年努力，NICE 已经建立了良好的公信力。

第 6 章

美国医疗保障服务包：有限
保障框架下的公民决策

美国是一个有代表性的国家，这几乎是社会学科研究的通论，无论从国家崛起路径，还是社会文化、政治文化，美国都有着典型的研究意义。这个只有230多年历史的国家，与很多古文明国家的历史比起来只是沧海一粟，然而却以欧洲文明为起点，开拓出一条极具生命力和创新性的发展路径。作为一个新兴的以创新科技为主要支撑点的高收入国家，美国在近一个多世纪一直占据着第一经济强国的地位。美国的医疗保障体系更是典型中的典型——是高收入国家中唯一没有建立全民医疗保障体系的，同时这个国家颇具特色的政府治理理念以及独特的价值体系都对美国硕果仅存的两项公共医疗保障制度产生了重要影响。两项公共医疗保障服务包虽然有一些共性，但是有更多的差异，呈现"冰火两重天"的局面——医疗照顾项目（Medicare）服务包相对比较粗糙，而医疗救助项目（Medicaid）服务包却处于高收入国家的领先水平，这是一个有趣的现象。另外一个有趣的现象就是像美国这样强调效率的国家，竟然没有将成本效益或任何其他经济性指标作为服务包评估的主要技术标准，为什么会这样？在本章我们对"以需求为导向，保险目录为表现形式，专业机构决策管理，医学价值为主，经济和社会价值为辅的技术程序"的服务包类型的代表——美国医疗保障服务包进行案例研究。

6.1 美国医疗保障服务包表现形式：
个人主义、有限保障的选择

美国医疗保障服务包是以需求为导向，保险目录为表现形式。这是美国个人主义、有限保障的理念下的必然选择。

6.1.1　美国的经济和社会文化

1620 年，"五月花"载着 100 多名英国清教徒，也载着他们追求自由和独立的梦想来到美洲大陆，之后更多的移民来到这片宁静的土地。各种肤色、多种族族裔在辽阔的北美大陆共处，逐渐形成了一个独特的多元文化兼容的社会。这个多元文化的社会共享一个坚定的信仰，就是崇尚平等和自由以及对人权的尊重。"人是生而平等的，人的生命权、自由权和追求幸福的权利是神圣不可剥夺的。"从五月花登陆美洲到美利坚合众国建立前的一百多年里，北美很多地区是英国的殖民地，英国的文化传统对美国产生了一定的影响，但比起英国，美国人更加务实，更加进取，更加追求人类最朴实、最本质的物质和精神需要。美国讲求个人主义和优胜劣汰，认为个人应该为自己的生老病死负责，这就是这片土地的生存信条。

在经济发展方面，到 19 世纪末，美国已经取代了英法成为世界第一经济体，20 世纪则完全是美国的世纪，虽经历了几次金融危机，美国的经济霸主地位仍然不可撼动。美国崛起的原因，除了天然的自然资源提供的发展优势外，还与其独特的历史根基分不开。首先，美国没有经历过封建社会阶段，早在美国还是英国的殖民地的时候，就在一定程度上模仿了当时最先进的英国的近代资本主义经济模式，从发展初期就在快车道上，没有像老牌资本主义国家一样有过多的历史包袱。其次，美国国内除了独立战争和南北战争之外几乎再无大规模战争，社会局面的稳定为经济发展提供了得天独厚的条件。再次，三次工业革命和两次世界大战使美国吸收了大量的资本主义剩余。再其次，这个国家从未放缓自己的脚步，其文化内在的务实进取和创新精神使这个国家始终充满了活力和奋斗气质。早在杜鲁门总统时代，科技兴国就已经被放在国家发展战略的高度。杜鲁门曾说："没有科学技术，一个国家就不可能保持领先地位"，美国对科技发展的重视程度无国家可及。最后，美国的政治制度最大程度避免了由于政治失误而阻碍国家发展进程。

综上所述，美国经济和文化有几个主要特点：①高收入国家；②笃信自由和个人主义；③不信赖权威，主张权力制衡；④社会治理高度民主。在这种大环境下，美国医疗保障发展史也有其独特的发展路径。

6.1.2 美国医疗保障史：民主政治和自由主义下全民医保的不可能

在美国这个以自由主义为主要意识形态的国家，对于众多欧洲福利国家认为的"残忍"的优胜劣汰法则是高度包容甚至认同的。与英国相比，美国常被视作是高收入国家福利图谱的另一极。无论世界怎样诟病美国的医疗保障体系，无论历届总统如何在竞选时承诺建立医疗保障体系，迄今为止美国仅拥有两个公共医疗保障项目，即医疗照顾项目（Medicare）和医疗救助项目（Medicaid）。纵观美国百年历史，从富兰克林·罗斯福（Franklin D. Roosevelt, 1933 – 1945）、哈里·杜鲁门（Harry S. Truman, 1945 – 1953）、约翰·肯尼迪（John F. Kennedy, 1961 – 1963）、林登·约翰逊（Lyndon B. Johnson, 1963 – 1969）到理查德·尼克松（Richard M. Nixon, 1969 – 1974）、吉米·卡特（Jimmy Carter, 1977 – 1981），再到比尔·克林顿（Bill Clinton, 1993 – 2000），美国多任总统都曾尝试推动医疗改革，但除了约翰逊在1965年成就了里程碑式的医疗照顾项目和医疗救助项目外，历史上鲜有成功。

美国医疗改革历史可以追溯到20世纪初。1929年爆发的经济大萧条为建立社会保障制度提出了强劲的社会需求，富兰克林·罗斯福将国家医疗保险同养老保险一同提出，但为了保证养老保险顺利通过，医疗保险没有被囊括在最终通过的社会保障方案（Social Security Act）中。虽然罗斯福在社会保障法案通过后继续着力推行国家医疗保险，但由于先后受到美国医疗协会（American Medical Association, AMA）、南部民主党（Southern Democrats）和共和党（Republican）的联合反对而夭折。第二次世界大战后，美国经济空前繁荣，杜鲁门在1945年提出将保障医疗权利作为其执政纲领的一部分进行推动，建议建立全国性的医保体系，但由于受到不同党派、劳工协会、医疗协会等各种协会社团组织反对最终无功而返。

1960年至1965年，美国经济呈现持续发展的"黄金时代"。在肯尼迪总统的推动下，美国国会在1960年通过了《医疗援助法》（Kerr – Mills Act），它就是医疗照顾项目和医疗救助项目的前身，但是直至1963年，只有28个州选择参加。1962年，肯尼迪开始推动医疗照顾项目，但最终不了了之，南方民主党仍然是其主要阻力。继任总统约翰逊从1965年开始，将医疗照顾项目作为执政最重要议程，同年，医疗照顾项目和医疗救助项目都被纳入社会保险方案立法。在此期间，国会中民主党的优势是数十年中最大的，但依然没有对反对的利益群体（医疗协会和中小企业等）挑战成功，覆盖全民的医疗保障体系的梦又一次破碎了，两个补残式、补丁式的针对老年和贫困人口这两个弱势群体的保障项目被保留了下来。

由于医疗照顾项目和医疗救助项目的推行，卫生支出占 GDP 的比重显著攀升，在实施医疗照顾项目和医疗救助项目之前，七年的卫生支出平均增速为 3.2%，实施后五年的平均增速为 7.9%，1965 年国家卫生支出为人均 198 美元，1970 年达到了人均 336 美元（Roberts，2009）。1970～1974 年，尼克松总统面对通货膨胀和不断攀升的卫生医疗费用，开始着力医疗改革，可最终却连可以提交参众两院辩论的方案都没有形成。1976～1979 年，迫于严峻的经济形势，吉米·卡特总统自行搁置了在竞选时曾一度提倡的全民健康保险，转向注重医院医疗费用控制。卫生医疗体系关注的焦点从患者安全转移到成本控制上。商业保险和上述两个社会医疗保险项目都开始尝试限制保障服务范围，依据的原则是"医疗必要"（Morreim，2001）。而在这时"医疗必要"的主要依据仍然是医生的临床经验和主观判断（Kesselheim，2011）。

1993 年当选美国总统的克林顿，在竞选时向民众承诺为全民提供健康保险，其医疗改革的决心之坚、规模之大史无前例，提出了长达 1400 页的一揽子医疗改革方案，招致了政敌、利益团体的蜂拥反对。克林顿和希拉里的努力付之东流。直到 1997 年，在克林顿领导下，在共和党占据多数席位的国会中，儿童健康保险项目（Children's Health Insurance Program）正式立法出台，这是克林顿医疗改革硕果仅存的项目。

纵观历史，可以发现美国医疗改革的基本定律是：第一，多数医疗改革为民主党执政期间发动，虽然历史上也有共和党总统推行医疗改革的先例，但因为民主党代表的利益团体是中低收入者，因此，执行执政政纲并努力推动医疗改革是民主党执政的惯例。第二，民生问题突出，医疗费用上涨，体系难以为继时将催生医疗改革，反之，则放松医疗改革。第三，医疗改革法案的通过往往是民主党在国会中占有优势时，这是医疗改革的先决条件，但尚构不成充分条件。第四，执政者纵横捭阖是推动医疗改革方案达成共识的基本功，各类利益集团比白宫更具有力量去决定改革的走向，同相关利益集团妥协和交易不可避免，这也导致历史上医疗改革都是补丁式的渐进改革。第五，美国医疗改革都有一个狭窄的"窗口期"，酝酿时间越长，情况越复杂，越不容易通过。总统任期为四年，中期要选举，第三年还谋求连任，下台前再为其他候选人助选，时间非常紧张，机会稍纵即逝。当然，医疗改革法案通过还要靠一点运气，特别是在国会投票通过的时候。

美国是"唯一没有建立国家医疗保障的发达国家"，现行医疗保障体系是以商业保险为主体，政府医疗保障仅有 65 岁以上老人医疗照顾、儿童医疗保险项目以及医疗救助，显然，对广大的劳动者而言，其退休之前是没有政府保险项目安排的。美国医疗保障方面的欠缺与其社会经济发展水平构成很大反差，经常被认作医保体系的反面教材。客观地讲，美国历史上从来没有对医疗体制进行过系统的改革，因此，现存问题已经是"冰冻三尺，非一日之寒"。美国医疗方面的问题主要体现在以下几个方面：

（1）国家卫生总体投入—产出效率不高，健康指标排名相对较低。2006 年，美国人口预期寿命为 78.1 岁，在 30 个 OECD 国家中排名倒数第七（仅高于墨西哥、波兰等几个经济相对不发达国家），比 OECD 国家人口预期寿命平均值低 1 岁。在 1960 年至 2006 年间，人口预期寿命仅增长了 8.2 年，远低于日本的 15 年和加拿大的 9.4 年的增长水平。这样的健康产出却消耗了世界上最高的卫生投入，美国 2007 年卫生医疗支出占 GDP 的 16%，是 OECD 国家中最高的，并在近年不断增长①。美国政府人均卫生支出非常高，为 3200 美元，在 OECD 国家中仅低于挪威和卢森堡。这样的卫生支出在很多国家可以建立全民医疗保障②，但事实上，美国政府仅有三个公共保险项目（医疗照顾项目、医疗救助项目和儿童保险）和医疗急诊救助，这反映出美国医疗体系存在严重的效率问题。

（2）医疗保险覆盖面不断缩小，公平性差。从 2000 年到 2008 年，没有医疗保险的人群从 3800 万人（占人口总数 14%）增长到 4600 万人（占人口总数 16%）③。有分析显示，增长主要是由于越来越多的小企业不再为员工提供医疗保险，在所有未保险人群中，受雇于小企业而未被保险的比例高达 75%④。中低

---

① OECD. OECD Health Data 2009：Statistics and Indicators for 30 Countries ［DB/OL］. OECD, 2009http：//www. oecd. org/document/30/0, 3343, en_2649_34631_12968734_1_1_1_37407, 00. html ［2010 - 09 - 28］.

② OECD. OECD Health Data 2009：How dose the United States Compare ［DB/OL］. OECD, 2009, www. oecd. org/health/healthdata ［2010 - 09 - 28］.

③ 根据 OECD 统计，在 2007 年未保险人数曾经出现小幅减少，从 2006 年的 4700 万人到 14 的 4570 万人，主要由于政府公共项目扩面。在未保险人群中，有 500 万人口未被保险覆盖的时间尚不到一年。

④ Clemans - Cope，L.，and B. Garrett，Changes in Employer - Sponsored Health Insurance Sponsorship，Eligibility，and Participation：2001 to 2005，Kaiser Commission on Medicaid and the Uninsured，2007，Publication No. 7599.

收入人群是未保险人群的主体，2007 年未保险人群中，家庭收入在贫困线以上不足两倍的（家庭年收入少于 4 万美元）占 48%，而高收入人群仅占 16%[①]。

（3）被保险人经济可及性差，保险不足[②]现象严重。即使拥有医疗保险的人群也存在着严重的"看病贵"问题，这主要表现为保费不断上涨和医疗费用攀升。从 2000 年到 2007 年，商业保险费用年增长率一直保持在 10.3% 的水平，而参保人员平均工资年增长率仅为 3.1%，平均保费一般占个人工资的 14% 左右，占一个家庭收入的 17% 左右[③]。19 岁到 64 岁的成年人（2007 年占总人口 9%）保险不足的比例从 2003 年的 9% 增长到 2007 年的 14%[④]。同时，由于美国大部分医疗付费体系为项目付费制（fee-for-service），医院服务也存在着过度医疗情况，患者无法得到成本—效益比较高的服务。

以上数据充分说明了美国医疗体制存在的问题，这也是当今国际社会诟病美国医疗体系的原因。很少有学者对这些数据给予辨析和说明。其实，美国医疗情况不像这些数据表面上反映出来的那样差，至少不是一些学者所认为的那样糟糕。笔者在此提出几个观点供探讨：

第一，美国卫生投入高的原因，不是大家想象的全部投入医疗本身或者浪费了。卫生投入的很大部分是用于药品产业发展和创新。世界 500 强中的医药企业大多数是美国企业，美国药品产业直接创造的就业数量高达 70 万人[⑤]。美国药品产业一直是世界药品创新的霸主，2008 年美国药品产业研发投入高达 6500 亿美元[⑥]，全世界都在购买美国的专利药，这样的创新能力帮助美国药品产业攫取了全世界的药品收入，然后以工业税收等形式转化为社会财富[⑦]。此外，美国的卫

---

①　Schoen, C., S. Collins, J. Kriss and M. Doty. How Many are Underinsured? Trends Among U. S. Adults, 2003 and 2007, Health Affairs 27, No. 4, 2008：298 – 309.

②　保险不足（under – insured）是指拥有医疗保险，但医疗费用与收入的关系满足以下指标的：医疗服务费用自付部分占收入 10% 或以上；本人为低收入人群（联邦贫困线 200% 以下）；医疗保险自负扣除额（deductibles）等于或超过收入的 5%。

③　Mark Pearson, Head, Health Division. OECD Written Statement to Senate Special Committee on Aging. Disparities in Health Expenditure Across OECD Countries：Why Does the United States Spend So Much More Than Other Countries? 30th September 2009.

④　David Carey. Bradley Herring and Patrick Lenain, Health Care Reform in the US, Economics Department Working Paper [R]. 2009, No. 665, ECO/WKP (2009) 6, Pharmaceutical Research and Manufactures of America (PhRMA) [EB/OL]. www. phrma. org.

⑤　Pharmaceutical Research and Manufactures of America (PhRMA) [EB/OL]. www. phrma. org.

⑥　Burrill & Company, analysis for PhRMA, 2005 – 2009, includes PhRMA research associates and non-members；Pharmaceutical Research and Manufacturers of America, PhRMA Annual Member Survey, Washington, D. C. PhRMA, 2005 – 2009.

⑦　Schweitzer, Stuart O. Pharmaceutical Economics and Policy [M]. 1997, NY：Oxford University Press.

生产业也创造了大量的就业机会和为医生提供了比较优厚的工资待遇，2003 年到 2005 年，美国的全科医生报酬比英国、法国和加拿大高出 25000 美元到 40000 美元，比法国高出 60000 美元；专科医生的差距还要更大①。所以简单认为卫生投入高是负面问题的论断不准确、不全面。

第二，美国居民虽然有很大比例没有医疗保险，但并不是没有任何渠道得到医疗服务。早在 1986 年美国就通过了《紧急医疗与接生法》，法案规定，任何医疗机构必须为急诊患者提供医疗服务，可以先治疗后付钱，若患者不能承担，则由政府补贴。另外，美国医疗救助项目现为 6000 万低收入人群提供医疗救助。小布什总统也曾签署过一项医疗计划，将处方药的医疗福利扩大到老人和残疾人群。

第三，美国健康指标不理想，并不完全是医疗服务本身造成的。很多专家认为，除健康支出外，教育程度、烟草和酒精摄入、饮食习惯等行为因素以及环境污染程度乃至国家经济发展程度都是影响寿命的因素②。在美国，不健康的行为因素是个严重的问题。美国吸烟人数虽然从 1980 年的 33.5% 降低到 2007 年的 15.4%，但是在 OECD 国家中是下降率最低的；2006 年成人肥胖率为 34.3%，在 OECD 国家中最高③。笔者认为，美国公共卫生和健康教育做得不好，与其市场主导的体制有很大关系，但这并不完全是医疗服务行业本身的问题。

虽然美国医疗保险和服务提供并不像很多人说的那样不堪，美国医疗行业的问题确已迫在眉睫了，奥巴马曾断言医疗的负担将拖垮美国，他将医疗改革提到了美国可持续发展的战略高度。奥巴马上台适逢新一轮金融危机爆发，作为危机的策源地，美国首当其冲，企业破产，失业飙升，民生问题凸显，企业不堪医疗保险重负，越来越多的企业选择退出医保。可以说金融危机是美国医疗改革的催化剂，也为奥巴马医疗改革铺垫了更多的舆论支持和社会需求。作为民主党的候选人，奥巴马不仅要沿袭该党的"医疗改革牌"，政治经济环境催生的医疗改革需求也使医疗改革成为其执政的不二选择和必然逻辑。但是，虽然奥巴马在竞选

---

① Fujisawa, R. and Lafortune, G. The Remuneration of General Practitioners and Specialists in 14 OECD countries：What Are The Factors Explaining Variations Across Countries? 2008, OECD Health Working Paper No. 41.

② Joumard, I., C. André, C. Nicq, and O. Chatal. Health Status Determinants：Lifestyle, Environment, Health Care Resources and Efficiency [R]. Economics Department Working Papers, 2008, No. 627, OECD, Paris.

③ David Carey. Bradley Herring and Patrick Lenain, Health Care Reform in the US, Economics Department Working Paper [R]. 2009, No. 665, ECO/WKP（2009）6.

时承诺建立全民的医疗保障体系，给未覆盖人群提供保险，但是最终依然选择了妥协。新医疗改革方案作为对美国固有医疗保险体制性冲突的弥合，提出了医疗保险依然主要由市场去做，政府给予财政和税收支持，只有当实在不能从保险公司买到保险产品时，政府才能提供，这一做法无疑又巩固了市场在提供全民医疗保险方面的主体性地位。不过，作为一种妥协，政府将加强监管，通过设立费率管理机制来控制费率，政府规定保险公司提供"基本服务包"，同时强制保险公司接纳已有病史的参保者。这种弥合并没有动摇以往政府只管老人、儿童、穷人的医疗保障，由市场负责提供大部分人医疗保险的格局。奥巴马新医疗改革本质上并没有突破市场主导的格局，这是美国医疗保险的体制性冲突。这种自相矛盾的体制性困境并不是人为因素，而是美国社会经济环境导致的必然。市场崇拜和有限政府是美国深入肌髓的意识和传统（曹琦，王虎峰，2010）。

美国的医疗保障历史是其医疗保障服务包是一个政治问题的有力佐证。医疗保障产品具有很强的公共属性，很多国家通过建立一个公共项目来覆盖多数人群，不管是国家卫生服务还是社会医疗保险模式，政府都发挥了主导作用。而像美国这样的经济发达国家，对几乎全体劳动者65岁之前都不提供公共医疗保险而由商业保险公司来提供是绝无仅有的。在市场机制作用下，一些弱势群体无法参保是其必然结果。市场崇拜和有限政府是美国深入肌髓的意识和传统，在享受市场带来的高效率的同时，牺牲部分政府功能，是一种无奈的选择，也是有得有失的必然结局。面对美国医疗改革中商业主导的历史宿命，奥巴马和克林顿一样，最初就是坚决说"不"，试图推出一种公共项目把弱势群体包括进来，使得美国在经济发展和社会保障方面"鱼和熊掌兼得"，而结果是众所周知，美国社会并不能接受这些，特别是保险产业发展足够强大，市场机制已经无所不能的情况下。克林顿认可了医疗改革失败，而奥巴马删去了关于建立政府医疗保险的条款才可以通过立法。

美国这种政治和文化决定了不可能由政府主导建立一个全民覆盖的社会医疗保险体系。根本性、结构性改革不可能，一些参量式改革就成为折中路线的必然选择。在这样的情况下，奥巴马医疗改革折中后的结果，主要还是依托商业医疗保险和现存的社会医疗保险项目扩大人群的覆盖面。其中医疗照顾项目和医疗救助项目是最重要的依托。

6.1.3 美国医疗保障服务包的理念和形式：共性和差异并存的保险目录

在美国这样的社会文化和政治氛围中，医疗照顾项目和医疗救助项目作为责权对等的、稍有福利性质的社会医疗保险项目也在夹缝中生存，美国仅有的两项社会医疗保险的存在尚且艰难，服务包就更不可能像英国一样饱含福利性或保障综合性的服务项目。削减这两项社会医疗保险开支的压力一直存在，这两项医疗保障项目，特别是医疗救助项目，从一开始就存在服务限定。在美国金融危机的浪潮下，奥巴马医疗改革一方面要扩大人群覆盖面，另一方面要顾及资源的约束。在扩大覆盖面需求和资源约束的双重夹击下，科学界定服务包来优化资源配置的研究更如雨后春笋般发展起来。

（1）医疗照顾项目服务包

医疗照顾项目建立于 1965 年，是一个联邦社会医疗保险项目，保障对象是 65 岁以上的老人、残疾人（1972 年加入）、肾病晚期患者（1972 年加入）和葛雷克氏症患者（2003 年加入）。医疗照顾项目是美国最大的第三方支付主体，目前为逾 4000 万 65 岁以上老人提供医疗保障，在待遇水平上远远胜过大部分商业保险。2003 年，医疗照顾项目处理了 9 亿项保单，金额高达 2750 亿美元。1966 年，医疗照顾项目和医疗救助项目占联邦政府支出的比例仅为 1%，可是到了 2008 年，这两个项目的支出比例占联邦政府的支出比例达到 23%（当年国防支出占联邦政府支出 21%，社会保障 OASDI 所占比例是 21%）。相比较而言，这两个项目筹资水平比较高，是保障水平相对较优越的项目。从理念和形式上来看，类似于发达国家的社会医疗保险项目，以排除式的保险列表为主要形式，但却是以"需求"为保障理念出发点的，对效率比较看重。医疗照顾项目服务包区分了基本保障部分和可选保障部分，可选保障部分是需要额外缴纳保金的。

目前医疗照顾项目的服务包共由四部分组成（A、B、C、D 四部分）。A 部分仅提供住院服务，B 部分涵盖了门诊，C 部分是一些相对昂贵的医疗服务。B、C 部分都需要额外缴纳保费。如果参加了 C 部分，就有资格在 A 部分和 B 部分享受服务的基础上，增加一些额外的高档服务项目。D 部分建立于 2006 年，主要纳入了处方药。1965 年医疗照顾项目建立时，仅有 A 部分。目前，A 部分是强制的，而参保者可以自愿选择是否参加 B、C、D 部分，但需要额外缴纳保金。

在阐释各部分服务包之前，有必要先介绍一下各部分的运行机制。A 部分：在筹资机制上主要来源是工资税（雇主和雇员各付其工资的 1.45%），当参保者达到 65 岁，有资格受益于医疗照顾项目后，是不需要参保者继续付费的。奥巴马新医疗改革规定：自 2013 年高收入群体的筹资比例提高到工资的 2.35%，雇主同等匹配。在运行机制上，A 部分是强制参加的，与美国养老保障（social security）自动相关，公民有资格领取养老金之日即是其自动有资格享受医疗照顾项目待遇之时。在待遇水平约束机制上，A 部分对参保者的住院有次数限制并设置了共付机制，2010 年 A 部分的起付线是 1100 美元。B 部分资金 75% 来源于联邦一般税收，其余 25% 来源于参保者缴纳保费（110.5 美元/月或者 1326 美元/年）。在待遇水平约束机制上，B 部分主要依靠共付机制，起付线是 155 美元。C 部分有很多别称，如医疗照顾项目有管理的医疗（Medicare Managed Care，Medicare）、风险合同（Medicare Risk Contract），医疗照顾项目可选择项（Medicare Choice）和医疗照顾项目优惠（Medicare Advantage）等。B 部分是一个以月为单位的项目，缴费一个月享受当月的待遇。C 部分提供所有 A、B 部分覆盖的服务，主要在 A、B 的基础上再提高报销待遇水平，截至 2011 年，有 24% 的医疗照顾项目参保者参加了 C 部分。D 部分是医疗照顾项目的处方药服务包，将处方药纳入了医疗照顾项目的报销范畴。D 部分是一个以年度为单位的项目，缴纳一年保金就可以享受一年的处方药报销服务。

医疗照顾项目服务包在建立早期的表现形式是排除式的医疗保险目录（主要是 A 部分）。美国《社会保障法》规定了医疗照顾项目服务包的原则：医疗照顾项目必须保障住院和门诊服务，但是不会保障那些对于疾病、伤痛或者健康改善"不合理不必要的"诊断和治疗项目（Social Security Amendments，1965）。这种模糊的、原则性的界定造成了执行环节的问题——自由裁量权、地区间服务提供的严重差异、诊疗程序不规范等。为了解决这些问题，美国联邦政府建立了国家医疗保险和救助服务中心（the Center for Medicare and Medicaid Service，CMS），来进一步细化服务包。起初 CMS 仅进一步规定了服务包的主要门类（categories）（Notice：Medicare Program，2003）。这个规定意味着一种医疗服务项目必须首先属于医疗照顾项目规定的诊疗项目大门类中的某一种，否则将被医疗照顾项目排除在外。纳入的门类主要包括：门诊、住院、实验室诊断（diagnostic laboratory test）、耐用医疗设备（durable medical equipment）、矫正仪器（orthotic devices）、绷带、夹板和假肢器官（casts and splints and prosthetic devices）。同时明确排除的门类有：个人护理用品（personal comfort items）、监护照顾（custodial care）、整形手术（cosmetic surgery）、牙科服务和预防类服务。然而，这些大门类的规定仍然相当模糊。法律或行政主体都没有将政策具体到保障疾病种类和服务项目上，所以，实际上 CMS 拥有很大程度的自由裁量权。此外，对于何谓"不合理、不必要"的决策权也在很大程度上掌握在医生群体手中。这样，医生群体约定俗成的诊疗方式就成为对"合理和必要"的公认注解。在实践中，由于没有任何具有法律效力的部门对医疗照顾项目服务范畴进行明确界定，医疗照顾项目保障的服务是相对综合性的，甚至被认为是美国最慷慨的医疗保障项目之一，待遇水平甚至超过很多商业医疗保险，导致其费用居高不下，连年高涨。这种情况一直持续到 20 世纪 90 年代。到了 20 世纪 90 年代，一方面由于预算约束的压力增加，另一方面由于民众对 CMS 拥有自由裁量权提出抗议，细化医疗照顾项目服务包的呼声越来越高。然而，在美国民主政治下，福利的增减招致博弈的激励性超乎想象。CMS 几次制定详尽服务包的尝试都被扼杀在摇篮中。目前，美国的折中路线是 CMS 对新的医疗技术进入医疗照顾项目做严格的准入评估，每年对10 ~ 15 项新研发的或存在争议的诊疗手段进行评估。此外，CMS 也会对造成医疗照顾项目经济失衡的服务项目进行评估（Notice：Medicare Program，2003）。目前只有这一部分经过 CMS 评估的诊疗服务项目采取了列表式目录。另外，医疗照顾项目最初排除了预防服务的决定受到了循证医学的强烈抨击，最终的结果是 CMS 单独制定了预防性项目的列表式目录（见表 6 - 1）。从另一个角度，医疗照顾项目将预防性服务纳入也正是因为对效率的重视，在主要保障风险溢价高的住院服务的同时提供了成本效益最高的预防类服务，提高保险的效率。医疗照顾项目作为医疗保险项目，将预防类项目纳入服务包范畴是值得肯定的。总体来讲，医疗照顾项目服务包还是非常宽泛而慷慨的，保障了大多数的诊疗服务项目。

表 6 - 1   美国医疗照顾项目预防性服务包

成人疫苗——流行性疾病疫苗，肺炎球菌疫苗，乙肝疫苗
结肠癌筛查
早期胸部肿瘤 X 射线透视法
早期子宫颈癌涂片检验和骨盆检查

续表

前列腺癌筛查
心脏血管的疾病筛查
糖尿病筛查
青光眼筛查
骨密度测量
糖尿病自我管理
戒烟

（2）医疗救助项目服务包

医疗救助项目是一个以州为统筹单位的项目。美国俄勒冈州在 1987 年开辟了医疗救助项目列表式服务包的先河。早在 20 世纪 80 年代初期，俄勒冈州立法机构就开始注意到当时医疗资源的分配既不有效也不可信。在接下来的几年，俄勒冈州政府开始针对这一问题草拟政策文件，设定了以下几个政策目标（DiPrete & Coffman，2010）：服务包要以全民健康水平为导向，而不是以医疗保险为导向；决策过程必须允许利益相关者参与，并建立一个制度性的公众参与机制；将可获得的卫生资源投入到国家/地区重要疾病问题和临床有效的诊疗手段；建立科学的优先选择程序，用来指导卫生资源配置。

改革的主要目的是逐步取缔排除潜在保障人群或者降低补偿水平这两种资源利用约束方式，转而通过调整保障服务项目将医疗救助项目支出控制在一定水平内——"不缩减人群覆盖面，不减少保障金额，而是通过一个科学的过程，在医疗救助项目提供服务的范围上进行约束"。改革的主要措施是遴选出部分卫生医疗服务项目并将他们按照一定优先顺序排列起来，作为医疗救助项目提供卫生医疗服务的依据。在运行过程中，如果医疗救助项目的保险基金赤字，医疗救助项目将按照优先顺序依次自动剔除部分保障项目。改革后，俄勒冈州的医疗救助项目服务包成为一个详细列表式的保险目录。医疗救助项目的这次改革是继世界银行和世界卫生组织在中低收入国家掀起指定基本卫生医疗服务包的浪潮后，出现在高收入国家的首次类似尝试。1993 年俄勒冈医疗救助项目第一版服务包共包括 17 个服务大类、709 种疾病。表 6 - 2 列出俄勒冈州 1993 年医疗救助项目服务包中所有的服务范畴（按照有限顺序排列），并在每个范畴内列举了具体疾病。自 1993 年起，俄勒冈州医疗救助项目服务包每两年更新一次，这种更新是制度化的，是俄勒冈州两年一度的预算编制的一部分。在这个过程中医疗救助项目更加细化了每个门类中不同服务层级的保障水平。每个门类按照服务价值分为四个层级，包括以价值为基础的服务（主要是预防类）、一线服务、二线服务、三线服务和四线服务（见表6−3）（Saha and Coffman，2010）。

表6−2　　　　　　　　　　1993年美国俄勒冈州医疗救助项目服务包

服务范畴	举例
急性危及生命病情的治疗，治疗的实施可以使患者完全康复	急性阑尾炎，颈部严重开放性伤口
孕产服务和照顾	助产，体重过轻的婴儿
急性危及生命病情的治疗，但治疗的实施不能使患者完全康复	头部受伤致使长时间失去直觉，急性细菌性脑膜炎
儿童的预防免疫	免疫接种，视觉和听力疾病筛查
致命慢性疾病的治疗，治疗的实施可以延长患者的寿命并提高生命质量	一型糖尿病，哮喘
生殖系统疾病（除孕产服务外）	生育计划，输精管切除，输卵管结扎
临终关怀	预期寿命在一年以内的病人
牙科预防性服务	氟化物治疗
效果明显的成人预防性服务	乳腺影像，血压筛查和监控
急性非致命性疾病，可以自愈，通过治疗的实施可以康复	急性甲状腺炎，阴道炎
慢性非致命性疾病，一次性治疗可以明显改善生命质量	髋关节置换，糖尿病视网膜病的镭射治疗
急性非致命性疾病，通过治疗的实施可以改善生命质量，但无法完全康复	肘关节脱臼复位，膝关节内紊乱的关节内窥镜检查
慢性非致命性病情（当下或者持续的症状），治疗的实施可以短期改善生命质量	慢性（鼻）窦炎，周期性偏头痛
急性非致命性病情，可以自愈，治疗可以加快康复	尿疹，急性结膜炎
不孕症治疗	排卵，输卵管微手术
弱效果成人预防性服务	60岁以下成人尿血症试纸测试，40岁以下成人乙状结肠镜检查
致命性或者非致命性病情，治疗的实施效果甚微或者无法改善生命质量或延长寿命	胆结石（非胆囊炎），病毒性疣

表 6 - 3　　　1993 年美国俄勒冈州医疗救助项目服务包各门类内的服务层级划分

服务层级	服务举例	费用分担①	起付线和封顶线
以价值为基础的服务（value - based）	常规儿童和成人疫苗；孕产妇照顾；慢性病管理；戒烟治疗	0 ~ 5%	免除起付线；实施最高个人自付
一线服务	孕妇照顾；中等和严重头部外伤的门诊或者手术治疗	极少	免除起付线；实施最高个人自付
二线服务	急性胰腺炎治疗；风湿病性心包炎和心肌炎的诊疗	中等	免除起付线；实施最高个人自付
三线服务	视网膜撕裂预防性镭射治疗乳房囊肿和其他恶性乳房疾病的门诊和手术治疗	高	实施起付线；实施最高个人自付
四线服务	足底筋膜炎的治疗；急性病毒性结膜炎治疗	患者完全自付	—

从 1993 年开始至今，医疗救助项目服务包已经随着医学发展和循证数据的完善有了很多修改和更新，比如，当出现新的循证医学证据证明人工电子耳蜗的临床效益，这种治疗手段的优先次序就被提升。最近一次的更新发生在 2006 年，也是医疗救助项目服务包历次更新中较大规模的一次。预防类服务和慢性病管理的项目数量比重明显增加，也被整体提升了优先次序。2006 年更新后的俄勒冈州医疗救助项目服务包见图 6 - 4（权重的具体计算见本章 6.3 节技术程序部分）。

表 6 - 4　　　　　　　　2006 年俄勒冈州医疗救助项目服务包

服务门类	权重
孕产妇和新生儿照顾	100
初级和二级预防	95
慢性病管理	75
生殖疾病	70

①　费用分担的比例，起付线数额和个人自付是以工资为基础的。如对于收入在联邦贫困线以下的患者，免除共付和起付线。"以价值为基础的服务"包括预防性服务和低成本，并且已得到循证医学证明的服务。

服务门类	权重
临终抚慰治疗	65
致命病情，治疗的实施可以延长患者的寿命或治愈	40
非致命病情，治疗的实施可以延长患者的寿命或治愈	20
可自愈性病情	5
不会造成严重问题的病情	1

根据奥巴马医疗改革的最新要求，依托医疗救助项目扩大人群覆盖面，同时约束服务包提供的服务种类成为美国医疗救助项目改革的大趋势。美国已经有很多州开始效仿俄勒冈州制定地方的服务包。

简而言之，医疗照顾项目排除式的保险目录是以社会保险为主的发达国家的典型，而保障低收入人群的医疗救助项目则有些接近发展中国家的做法，在理念上与泰国有相似之处。

6.2 美国医疗保障服务包的治理：新公共管理旗帜下专业机构主导

6.2.1 美国新公共管理和卫生管理体制

美国是新公共管理的摇篮。20 世纪 70 年代以来，美国掀起全球改革政府运行体制机制的浪潮，率先进行了一系列政府行政管理职能缩减和放松政府规制的改革。美国比英国更加怀疑政府，也比英国对专业管理的诉求更强。20 世纪以后的美国是以政府放松管制和科学管理为主要特点的，带有明显的"新泰勒主义"的科学管理特征。在这个笃信"小政府"的国家，新公共管理运动进一步削弱了政府集权，加强了社会管理精细化改革力度。1993 年美国著名的戈尔报告《从繁文缛节到以结果为主——创造一个花费少、收获多的政府》是美国塑造扁平式政府体制的纲领。美国的新公共管理有以下几个主要特点：第一，目标是建立一个高效和有信用的政府，政府不一定直接提供公共物品，而是要在最大程

度上降低社会交易成本，建立有效率的治理体系；第二，政府不是万能的，必须
摒弃父爱主义，民主制度下，公民才是社会的主人；第三，引入市场机制，按照
经济规律办事（The national performance review，1993）；第四，美国政府为第三
部门参与管理公共事务留出大量的空间，期望形成政府组织和第三部门相互协
作、共同治理的良好格局。

卫生行政管理体系方面，美国采取了联邦政府、州政府和地方政府三级共同
负责、分级管理的模式，这样做的目的是提高效率和改善管理的回应性和灵活
性。在联邦一级，主要是国家医疗保险和救助服务中心（the Center for Medicare
and Medicaid Service，CMS）。每个州都有一个分支评估组织，负责指导、控制、
监督，确保医疗照顾项目和医疗救助项目参保者能够享受有质量的服务（徐兰
飞，陈伟，2006）。在卫生行政体系外，专业化的咨询和评估构成美国卫生管理
体制的另一层屏障，并起到越来越重要的作用。在美国新公共管理的旗帜下，卫
生管理体制也具有专业化和科学化的新公共管理特色。美国服务包治理结构比起
英国来简单明确得多。在卫生医疗这个具有一定专业性的社会管理领域，美国广
泛采取了专业化管理和现代技术手段，如成本—效益分析、绩效评估等。在这些
专业化管理体系中，既有政府培育的专业机构，也有民间自主成长的专业机构。

6.2.2 美国医疗照顾项目服务包的治理

在美国医疗照顾项目服务包治理方面，美国政府建立了专业化管理评估机构
并实施全权委托，卫生行政部门几乎不再参与服务包的决策，专业机构就是最后
的负责机构。服务包决策主体是专业机构和立法部门之间的事情。美国与英国不
同，美国专业化管理的构架是扁平化和单中心的。

1989 年美国联邦政府建立了美国卫生中心（Health Center for America，HC-
FA），后来更名为美国医疗照顾项目和医疗救助项目管理中心（Centers for Medi-
care and Medicaid Services，CMS），负责在联邦层面评估和遴选医疗照顾项目服
务包的项目。自此，美国卫生行政部门其实已经将主要决策权授权给了 CMS。由
于医疗救助项目主要由州层面负责，联邦政府的 CMS 主要对医疗照顾项目服务
包决策管理。由于美国立法没有翔实的评估标准或者正规的评估程序，这种模糊
的标准被称作是医疗照顾项目咒语（Medicare mantra）。有鉴于越来越多关于医
疗照顾项目保障服务模糊和权力混乱的争议和批评，早在 1991 年，CMS 就第一

次尝试公开发布系统的遴选标准，但是由于利益博弈，终究没有完成。20 世纪90 年代末期，CMS 又一次开始尝试制定国家医疗照顾项目服务包。这一次改革中，外部专业咨询机构"医疗照顾项目服务包咨询委员会"（Medicare Coverage Advisory Committee，MCAC）建立了起来。MCAC 主要是由医疗技术专家组成的，针对诊疗项目和医疗技术的临床有效性进行评估，主要是承担 CMS 委托的专业评估咨询职能（Medicare Program，1998）。CMS 在 MCAC 的技术支持下，首次制定了国家服务包决定（National coverage determination，NCDs）。NCDs 是一个国家层面的政策，为"合理和必须"作注脚，也对诊疗项目进行了门类归类。在地方层面上，CMS 授权给签约医院制定地方报销范围。地方的报销决策也是以"合理和必须"为原则的，仅在特定地区和计划范围内实施。地方政策不可以与国家政策矛盾，只可以填补国家政策的空缺。一般意义上，地方评估细化了 NCD 的标准，在不与 NCD 矛盾的原则上，各地区都可以独立制定政策而无须考虑其他平行地区的报销政策。这种做法造成了一定程度的地方差异，为了缓解这个问题，CMS 近年开始与地方决策结合，考虑将一些地方服务包中诊疗项目在全国范围推广。

CMS 制定服务包的运行机制是这样的：首先，通过一定途径界定要评估的主题和范围，途径有正式的和非正式的之分。正式途径主要是正式收到评估申请，非正式途径经常是 CMS 基于社会反映自行决定或者是采纳其他非正式渠道的建议。然后，CMS 将开始评估，有时 CMS 内部专家基于现有循证数据进行评估，更多时候 CMS 将邀请外部专家做专业的、系统的技术评估（health technology assessment）。在这个过程中，CMS 将寻求 MCAC 的技术支持。CMS 可以接受、修改，也可以拒绝 MCAC 的建议。当公布最后决策备忘录的时候，CMS 需要证明MCAC 的建议是怎样被处理的，并需要解释原因。

6.2.3　美国俄勒冈州医疗救助项目服务包的治理

1989 年，俄勒冈州立法建立了卫生服务委员会（Health Services Commission）。卫生服务委员会是一个专门负责制定服务包的独立专业机构，主要成员包括五名医生、一名护士、一名社会工作者、五名患者、医疗服务提供方、卫生医疗产业相关方和其他公众代表。在卫生服务委员会之下，还设有三个专门委员会，包括精神卫生和化学药物依赖委员会（Mental Health Care and Chemical Dependency Subcommittee)，老年人、盲人和残疾人委员会（Subcommittee on the Aged，Blind and Disabled)，健康结果委员会（Health Outcomes Subcommittee)。这三个专门委员会的职责主要是确保弱势群体的利益都能得到合理保障。卫生服务委员会还专门建立了社会价值分会（Social Values Subcommittee)。卫生服务委员会全权负责医疗救助项目服务包的制定、调整和管理，直接与州立法机构联系。

6.3　技术程序：医学价值主导

与英国类似，美国的价值体系里也对公正有着强烈的认同，而美国人认为公正的实现途径就是自由和民主，这种自由和民主是放大了的自由和民主，是几乎没有边界的自由和民主。美国人认为人有表达意愿的自由，社会需要民主决策，任何社会决策都必须经过公民的民主参与，经过完全博弈才能达到真正的社会正义。这种自由和民主至上、民主可以实现社会公正的价值判断使美国的医疗保障实现全民覆盖成为不可能，也使服务包在不同价值中寻求平衡成为不可能。一个特别有趣的现象就是，在美国这样一个强调效率的国家，引入成本—效益指标一直是一个备受争议的话题。

（1）医疗照顾项目服务包的技术程序

医疗照顾项目筹资水平相对较高，待遇水平也比较高，资源约束的压力相比医疗救助项目就比较小。CMS 一直都没有一套完整详尽的技术评估指标。从 20 世纪 90 年代开始，CMS 不断尝试进一步明确评估标准。2003 年，美国立法机构颁布医疗照顾项目现代化法案（Medicare Modernization Act)，国会第一次明确要求 CMS 制定并公布遴选标准。然而迄今为止，CMS 还是没有一套系统的遴选标准。原因众多，最主要的原因是利益集团的反对。对于 CMS 评估指标体系的最大争议是是否要引进成本—效益指标这种经济性考量指标。医疗照顾项目立法时规定的原则是"合理和必须"，并没有任何经济性的考虑。20 世纪 90 年代初，CMS 建立之初发布的"医疗照顾项目管理的建议"，要求医疗照顾项目服务包要符合医生群体接受、安全、有效并且适宜这四项标准，也没有经济性的建议。2000 年，CMS 首次提出要在标准体系中加入成本—效益（cost – effectiveness）的实质性评估（Medicare Program，1989)，受到广泛的批评（Pear，1999)，最终并没有得到采纳。截至目前，CMS 的主要判断依据仍然是循证医学。在这个问题上，美国的政治制度和社会崇尚的理念再一次证明了其解释力。医疗照顾项目的受益人群是在美国最大的投票主体，具有很强的利益共同性，形成一个庞大的政治联盟，在选票政治下，没有任何一任政府有勇气动"老人的蛋糕"。相比较起来，低收入人群是个相对流动性强、人群差异大、利益共同性较弱的群体。此外，经济能力也是一个主要因素，医疗照顾项目筹资水平高，资金压力不大，面对制定详细服务包过程中调和各方面矛盾的难度，医疗照顾项目选择维持现状。

在制定程序上，美国国会最近要求 CMS 的每一项评估必须在接受申请之日起 6 个月内完成，如果需要外部技术评估和 MCAC 咨询，则要在 9 个月内完成。在公布决定后，向社会公示 30 天。公示后 CMS 做最终决策，所以 CMS 还是保留了最终决策权。CMS 从 1999 年开始精简国家服务包制定过程，这样的过程增加了透明度。目前的制定过程是这样的：初步讨论、分类、国家级遴选、评估、外部技术评估和/或者医疗照顾项目咨询委员会再评估，最后形成草稿。随后是 30天的社会公开征求意见时间、60 天的最终完善终稿时间和执行指导手册出台时间。

（2）医疗救助项目服务包的技术程序

俄勒冈州立法规定医疗救助项目要制定一个详细列表式的服务包。诊疗服务浩如烟海，针对某一种疾病或某一种病情提供的服务都不同，想要穷尽所有的情况来制定详尽的服务包是相当困难的事情。在中低收入国家卫生医疗服务种类有限、遴选范围相对可确定的情况下，制定详尽列表式服务包的难度还可以接受，而在高收入国家，其难度是超乎想象的。在美国可获得的医疗卫生服务种类繁多，新技术不断发展，列表式服务包的难度和工作量可想而知。这也是很多中高收入国家在基金压力可以接受的情况下，没有制定列表式服务包的原因。医疗救助项目是在一个卫生医疗服务高度发达的高收入国家里，为低收入人群提供的医疗保障项目，备选服务种类众多，基金压力比医疗照顾项目要大得多，同时在不断扩大医疗救助项目覆盖面的要求下，医疗救助项目制定服务包的工作是相当复杂而艰巨的。这就对技术程序提出了非常高的要求。

早在 1987 年，俄勒冈州第一次尝试按照服务的重要性对所有医疗服务项目进行排序形成服务包时，卫生服务委员会（Health Services Commission）就意识到早期的临床实验或者是一两个医学专家的主观经验式判断很难说明问题也不可靠，这个过程需要更高质量的关于临床有效性的循证数据。这样，卫生服务委员会和数百个医学专家一起针对数以千计的根据 ICD - 9 - CM 和 CPT - 4 编码的病情和治疗方式组（CT Paris）（以下简称 CT 组）进行有效性评估，然后将评估结果与其他备选 CT 组对照，最后将这些 CT 组按照评估结果进行排序。在此基础上，卫生服务委员会要求医疗机构和药店等医疗服务供应方提供保单信息，通过保单获取治疗方式的价格信息，再将价格信息与临床诊疗有效性评估结果一起输入成本效益模型中进行计算，根据成本效益模型的运算结果，对 CT 组再进行排序。

另外，最初俄勒冈州医疗救助项目还设定了一个与临床诊疗有效性和成本效用评估并行不悖的评估程序，就是社会判断。社会判断有三个渠道：①组织 12 个听证会，听取俄勒冈州居民的就医体验，并要求居民提出其最重视的卫生医疗服务；②组织大约 50 个焦点小组，在协调人帮助下，由普通居民自主界定某些存在一定共识的卫生医疗服务的诊疗价值；③发放 1001 份问卷调查，要求居民说明几百种疾病情况可能造成的健康影响，如呼吸障碍、行动障碍、社会技能障碍和听力障碍等。通过这些调查，委员会对社会公众判断的卫生医疗服务重要性的排序有了大致的认识。需要说明的是，美国俄勒冈州的社会判断与英国的社会价值判断有一些不同，俄勒冈州的社会判断的主要目的是从庞杂的服务中根据群众意见粗选出部分重要的服务，再对这些粗选出来的服务项目进行精细评估，所以，俄勒冈州的社会判断实质上是一种汇集群众意见对医学价值进行判断的做法。虽然这其中必然掺杂着群众社会伦理道德的判断，但主要的指向还是医学价值。

俄勒冈州卫生服务委员会的本意是将社会判断与前期纯技术性的临床有效性和成本效益判断结合起来形成最后的排序，但是这次尝试失败了。原因是社会判断与技术评估的结果完全无法捏合。简单地说，由于成本效益指标的引入，最终的遴选结果是：针对非常不严重的病情的非常廉价却非常有效的治疗方式（如吸拇癖所导致的咬合不正问题）比起针对非常严重的病情的价格适中且疗效尚可的治疗方式排序在先。根据成本效益指标的评估结果完全无法显示出治疗某种疾病的重要性。经过复议，卫生服务委员会最终的选择是放弃了成本效益指标，转而根据社会判断的重点疾病首先列出治疗的大门类，临床有效性和成本指标被作为二级指标。最后的结果是列出了 17 个服务门类（见本章 6.1 节表 6-2）。在这 17 个服务门类的内部，卫生服务委员会采用诊疗有效性和成本效益指标评估。卫生服务委员会对成本效益评估的使用非常审慎，医疗救助项目虽然明确将成本效益这样的经济性指标作为评估指标之一，但成本效益只是一个辅助指标，提供可以量化和标准化的评估。服务包制定的最后一步，卫生服务委员会开始"手动"对 CT 组的排序进行调整，确保服务包反映了临床专家公认的基本判断。

除了对成本效益评估的审慎采用，社会判断的方式在第一版医疗救助项目服务包制定完毕之后也受到了质疑。1993 年医疗救助项目服务包制定完成刚刚颁布，就出现了一个让人始料未及的政治问题，对医疗救助项目服务包制定过程中公众参与的方式提出了严峻挑战。联邦卫生和人类服务部（Department of Health and Human Services）收到美国残疾人协会的申诉，认为 CMS 公众参与过程的设计导致残疾人的诉求没有得到保障，这与美国残疾人法（Americans With Disabilities Act，ADA）相冲突，结果是法庭判定卫生服务委员会在评估结果中剔除问卷调查的结果影响。联邦政府决定为了避免与 ADA 产生冲突，服务包只能根据两个完全客观的技术标准来遴选和制定：①治疗是否能够防止死亡；②治疗的成本。其实俄勒冈州制定服务包的过程中这种相当严谨的公众参与机制是很进步的，但是却因为利益团体的斗争而无法继续。由于各方的反对和质疑，两难的局面使卫生服务委员会的工作陷入僵局——卫生服务委员会既不能完全依靠客观的技术指标，也不能依靠公众社会判断。经过协调，最后的结果是卫生服务委员会取消了大范围的公众问卷调查机制，仅保留了听证和焦点小组，并在这一步中强化了专家意见的权重。同时，将技术程序的第二步改为临床有效性，第三步才是经济性评估。这是一个有趣的现象，即在美国这样一个强调经济性的国家里，医疗照顾项目一直没有纳入成本效益作为制度性的衡量指标，医疗救助项目也未将成本效益作为决定性的评估指标。这又一次印证了美国这样的彻底崇尚自由的民主国家，平衡所有利益相关者的唯一途径就是折中。结果是医疗救助项目与医疗照顾项目一样，评估程序也是以医学价值为主同时考虑了经济价值和社会价值，但是仅作为辅助指标。

2006 年，卫生服务委员会对服务包进行了一次范围较大的调整，这一次预防性服务和慢性病管理等相关举措得到了更多的重视，反映了循证医学认为"治未病"可以预防致死率和致残率的发现（2006 年最新的服务包内容详见本章 6.1.3 表 6 – 1）。这里需要对 2006 年最新服务包中各服务门类的权重计算方式进行说明：①卫生服务委员会决定根据最能够反映个体健康和人群健康的指标，包括对健康生命年的影响（impact on health life year，指如果不治疗在何种程度上影响健康）、年龄因素（主要影响儿童吗？在哪个年龄阶段容易罹患疾病问题），这方面的权重赋值从 0（无影响）到 10（强影响）。②对痛苦承受程度的影响

（impact on suffering，指疾病造成何种程度的疼痛等痛苦）、对家人的影响（如照顾长期高位截瘫患者的痛苦），这方面的权重赋值从 0（无影响）到 5（强影响）。③外部效应（population effects，指在何种程度上除了患者以外的其他人会受到影响，比如流感等公共卫生问题），权重赋值从 0（无影响）到 5（广泛影响）。④对弱势人群的影响（vulnerablity of population affected，比如某种病情是否对艾滋病患者的影响更大），权重赋值从 0（无）到 5（强）。⑤对避免三级诊疗的作用（tertiary prevention，这个指标主要针对 2006 年新待遇包中的第六位和第七位，主要指是否可以通过早期治疗避免可预见的三级治疗），权重赋值从 0（完全不能避免）到 5（可以避免严重问题和复杂三级治疗）。在此基础上，还有两个可以考量的指标，一是临床有效性赋值，从 0（完全无效）到 5（非常有效），二是医疗服务是否需要，指在日常治疗中，确诊后有多少比例需要该治疗，赋值从 0（从未被需要）到 1（经常被需要）。

各服务门类的权重计算公式是：（痛苦承受程度 + 外部效应 + 弱势群体影响 + 三级治疗避免）× 临床有效性 × 医疗需要程度。

美国医疗救助项目服务包的组织方式和技术程序既有成功的经验，也有失败的教训。成功的是使医疗保障服务包实现了科学决策的目标，也成功实现了决策过程对诊疗有效性和公众判断的回应性。之后的实践也证明了服务包的制定成功地影响了医生的诊疗行为，对规范其行为，引导其将医疗保障资源用于最迫切需要并且最能够改善健康水平的项目上起到了关键作用。很多州已经开始效仿俄勒冈州的技术程序完善医疗救助项目服务包。例如，美国北卡罗来纳州召集了 800 个社区居民，要求居民在一定的预算约束下，对什么服务项目应该纳入、什么应该排除提出自己的建议，这些社区居民区分了必须服务和非必须服务，排除了价格昂贵但却低价值的项目，排除了需要患者共付的高额项目（Ginsburg et al，2006）。然而，俄勒冈州医疗救助项目服务包尚未完成一个主要任务，就是没有将预算约束全部转化为服务项目的调整。俄勒冈州的本意是用固定预算法，给服务项目的优先顺序进行排列，即在固定预算下，纳入经济可行的项目而排除其他的。然而截至目前，当医保资金出现赤字时，俄勒冈州还做不到可以自动剔除某些服务项目，这主要是因为联邦政府还不允许俄勒冈州采取这样的方式。在政治约束下，俄勒冈州医疗救助项目服务包的目标没有完全实现。这又一次印证了服务包是一个政治敏感问题的判断。

俄勒冈州的医疗救助项目服务包在美国有非常强的借鉴意义。其 2006 年版的医疗救助项目服务包被广泛应用于美国有管理的医疗（managed care）体系中。在此基础上，卫生服务委员会制定了俄勒冈卫生计划扩展版（Oregan Health Plan Plus），用于覆盖面更广泛的商业保险，扩展版在 9 个大门类内部增加了很多服务项目。与此同时，卫生服务委员会制定了俄勒冈卫生计划标准版（Oregan Health Plan Plus），标准版的服务项目在服务包的基础上进行了删减，用于本州医疗救助。

第 7 章

泰国医疗保障服务包：较低保障
水平限制下的成本—效用

泰国是"以需求为导向，基本卫生医疗服务包为表现形式，行政机构决策管理，经济价值主导，医学价值为辅的技术程序"的服务包的代表。泰国是与我国相邻的亚洲发展中国家，在经济发展过程中产生了同样的贫富分化和价值多元化现象，在人口健康问题上也同样出现了居民行为改变引起的疾病谱变化，对我国很有借鉴意义。泰国也是最早响应世界银行号召，按照世界银行的技术程序遴选、制定本国基本卫生医疗保障服务包的发展中国家之一，其制定基本卫生医疗保障服务包有相对丰富的经验，是世界公认的在制定基本卫生医疗保障服务包方面比较领先的国家。

7.1 泰国医疗保障服务包的表现形式：
发展中国家的典型选择

泰国医疗保障服务包是以需求为导向，基本卫生医疗保障服务包为表现形式的。这是发展中国家限于经济可支付能力的典型选择。

7.1.1 泰国经济、政治和社会文化

在经济上，泰国属于中等收入国家。在 1997 年亚洲经济危机以前，泰国经济发展较快，被认为是亚洲四小龙后的"第五只虎"，而在 1997 年经济危机后，

泰国经济增速从 1996 年的 7% 下降到 1997 年的 – 1.7%，1998 年跌破 – 10.8%（Office of the National Economic and Social Development Board）。贫困发生概率从 1996 年的 17% 在四年内增加到 21.3%（Tangcharoensathien et al，2000）。泰国经济虽然于 2005 年开始复苏，但目前以出口和旅游为主要支柱的外向型经济并没有将泰国的经济带回 1997 年以前的快车道。由于泰国经济的停滞，泰国受到世界银行资助，建立了与世界银行的紧密联系。

像很多发展中国家一样，泰国在经济发展的过程中，一系列片面追求经济指标而忽视弱势群体利益等社会价值的短视政策比比皆是（王小丽，2006）。加上其历史传统中社会结构森严的等级制度（统治集团—官僚集团—侨商—农民），泰国政府在很长时间内对于贫富悬殊和二次分配等问题没有给予充分考虑，低收入阶层无法平等地分享经济发展成果（任一雄，2002）。很多人认为，泰国的经济发展是以牺牲民主政治、社会公正、平等和自由为代价的（莫齐，1990）。

泰国笃信佛教，佛教在泰国社会价值和社会结构形成中起到极其关键的作用，佛教的"宿命论"造就了泰国"恭顺公民"的社会气氛。公民阶层意识较强，这使泰国对贫富悬殊有一定包容度，泰国的社会发展在追求经济效率和泰国传统的等级观念、威权政治、宗教信仰的共同作用下，在很长时间处于动态平衡的状态。然而，随着社会不断开放和发展，泰国人的现代精神逐渐萌芽并逐渐发展成熟，他们不再情愿服从等级制，要求经济成果的平等分配和政治权利的合理享有的社会诉求越来越强。曾经的动态平衡岌岌可危，贫富悬殊较大和分配不公已经成为社会主要的问题，导致政局不稳定。这种不稳定反作用到经济发展上，致使泰国的纵深发展障碍重重。这使泰国像很多中等收入国家一样产生了内在的矛盾和发展的阻碍。

总结起来，泰国经济、文化的特点有三：①中等收入国家；②社会贫富悬殊；③对经济效率的追求牺牲了社会平等正义，经济效率和社会平等产生矛盾。在这样的经济、文化特点作用下，泰国的医疗保障有典型的碎片化和阶层分化的特点，附属于医疗保障的服务包也具有这样的特点，三个医疗保障项目的服务包有很大的不同。

7.1.2 泰国医疗保障发展史：补缺式的全民医保

纵观泰国医疗保障发展史，可以发现医疗保障等社会保障政策在很长时期并没有列入政府执政的主要议程。1982 年到 1996 年是泰国经济发展的黄金时期，泰国的医疗保障仅有为私人部门雇员和公共部门临时雇员提供"社会医疗保险计划"和"公务员医疗福利计划"两个项目，"公务员医疗福利计划"是一个非常慷慨的项目，不仅保障公务员本身，还覆盖了公务员的配偶、父母和三个 18 岁以下子女。公务员的医疗福利计划服务包几乎无所不包，甚至包括昂贵的器官移植，加上这个项目的付费机制是按项目付费，所以公务员医疗福利计划的费用一直居高不下（Siamwalla，2001）。覆盖私人部门雇员的社会保险计划采取了第三方支付的社会保险原理，医疗机构竞争获得保险付费。该项目是按照人头付费，这样就给了医疗机构正面激励来提供优质服务，在获得病人资源的同时控制医疗费用。社会医疗保险计划的服务包没有公务员的项目优渥，例如，它覆盖了肾病透析却没有包括肾脏移植。在这一时期，高新医疗技术在泰国的应用逐渐开始广泛起来，但是可获得医疗服务的数量和质量，尤其是高新医疗技术非常不平等，地区间和公私医疗机构之间差距极大。此外，还有为贫困人口、老人和 12 岁以下儿童制定的"公共福利项目"（Public welfare scheme），和为贫困线之上没有资格参加公共福利项目的居民提供的"自愿健康卡项目"（Voluntary Health Card Scheme），这两个项目基本属于医疗救助的范畴。

1997 年到 2005 年，泰国经济衰退。与此同时，整个 20 世纪 90 年代，泰国的卫生费用激增，卫生费用占 GDP 的比例于 1997 年达到 3.9%，于 2000 年达到 6.09%（Tangcharoensathien，2004）。这在发展中国家是一个相对比较高的比例（Pannarunothai，2001）。然而，这样高的卫生支出仅为 70% 的人口提供医疗保障，泰国尚有 30% 的居民没有任何医疗保障（Wibulpolprasert，2000）。民生保障的缺乏开始危及政治稳定。2001 年，他信总理执政后向全国承诺建立全民医疗保障计划。表 7-1 包括泰国三个主要医疗保障计划的信息。这里我们着重介绍"全民医疗保障计划"。

他信总理于 2001 年建立了一个以税收为基础的"全民医疗保障计划"（Universal coverage，UC），为没有任何医疗保障的居民提供保障，这是一种补缺主义的表现。全民医疗保障计划筹资中税收筹资占了绝大部分，个人只支付 30 泰铢，所以这个计划亦称 30 铢计划。全民医疗保障计划覆盖了 4.7 亿泰国公民。全民医疗保障项目取缔了之前的"公共福利项目"和"自愿健康卡项目"。"全民医疗保障计划"的筹资主要以税收为基础，不需要居民共付。付费制度是按照人头付费。对于人头费估算的研究自"计划"建立以来就是一个热点。如潘纳鲁托

（2001）估算人头费在 1500 泰铢和 2400 泰铢之间（22～35 美元）；经全民医疗保障计划执行委员会预算，人头费应该在 1500 泰铢（22 美元）。然而这些估算结果都被政府否定了，政府认为学者的估算没有对政府预算约束考虑周全，也没有考虑到医疗机构的配合度（Towse，Mills，Tangcharoensathien，2002）。泰国卫生部在 2002 年专门成立了估算小组，对全民医疗保障计划涉及的约束条件进行通盘考量，并作出准确估算。估算小组的结果是全民医疗保障计划在 2002 年需要人均 1202 泰铢（17 美元），2003 年需要 1414 泰铢（21 美元）（Prakongsai et al，2002）。泰国国会表决的最终结果是两年都是 1202 泰铢（17 美元）。由于最终结果取了一个最小值，受到了很多学者的批评，认为政府没有提供足量的医疗保障。全民医疗保障计划保障的主要服务类别为：急诊、住院、预防，健康促进服务。

表 7 - 1　　　　　　　　　　　泰国社会医疗保障项目情况概览

分类	全民医疗保障计划（UC）	社会医疗保险计划（SSS）	公务员医疗福利计划（CSMBS）
属性	国家福利	社会保险	补充福利
法律框架	国家卫生保障法 BE2545（2001 年）	社会保障法 BE2533（1990 年）	公务员和公共事业雇员的医疗福利法 BE2521（1978 年）
人口覆盖权利基础	未被社会医疗保险和补充保障覆盖的人群	所有私人部门雇员和公共部门临时雇员	公务员和公共部门长期雇员，退休人员和他们的家属
2007 年覆盖面	46512000（77% 人口）	7732000（15% 人口）	4956000（8% 人口）
筹资来源	一般税收	雇主、雇员和政府同等缴费	一般税收
付费机制	按人头支付	按人头支付	按项目付费，后付制
人均支出（2007 年泰铢）	2089	2200	8642
管理机构	财政部监察司（The Comptroller General Department，Ministry of Finance）	社会保障办公室（National Health Security Office）	国家健康保障办公室（National Health Security Office）

注：2% 人口参加了商业医疗保险；3% 的人口没有任何医疗保险。
资料来源：泰国卫生统计 2005～2007 年。

7.1.3　泰国医疗保障服务包的理念和形式：基本卫生医疗服务包

泰国在建立全民医疗保障计划以前，医疗保险计划服务包都具有服务包。泰国的社会医疗保险计划（SSS）、公务员医疗福利计划（CSMBS）的待遇水平和保障的服务比全民医疗保障的水平要高得多。"公务员医疗福利计划"的服务包非常广泛，几乎包含了所有的医疗服务项目，但是公务员医疗福利计划并不包括预防类服务。"社会医疗保险计划"的服务包分为诊疗项目和药物目录两个版块，药物目录是一个基于国家基本药物目录的详细列表式的目录，诊疗项目目录同样是一个基于全民医疗保障计划诊疗项目服务包的排除式目录。一些服务纳入医疗保障范畴，一些被排除在外，还有一些服务项目处于灰色地带，自由裁量权在服务提供方手中。选择的标准莫衷一是，多数情况下比较模糊，如服务的可获得性、服务提供者支付性以及政治敏感性等。

自 2001 年以来，全民覆盖的迅速推进也强化了医疗保障项目对于清晰而科学界定全民医疗保障计划服务包的诉求，特别是昂贵的医疗服务的提供成为众多利益相关者关注的焦点（Teerawattananon，Tangcharoensathien，2004）。全民医疗保障计划（UC），即 30 铢计划，是泰国主体医疗保障项目，也是最具借鉴价值的项目。全民医疗保障计划的服务包也称作基本卫生医疗服务包，是效仿世界银行的方法制定的。全民医疗保障计划涵盖了门诊、住院和公共卫生服务（Tangcharoensathien，Teerawattananon，Prakongsai，2001）。全民医疗保障计划分为药物目录和诊疗目录两个目录。全民医疗保障计划的药物目录又称基本药物目录（National List of Essential Medicines，NLEM）。基本药物目录的制定是卫生部的责任。基本药物目录是一个详细列表式的目录，主要包括对主要健康问题在预防和控制方面有必要的药物、疫苗、放射性元素和消毒用品。建立一个列表式的基本药物目录还有促进全国的合理和规范用药（The National Drug Committee，2008）的目的。泰国的基本药物目录在世界卫生组织建议目录的基础上增加了 50% 的药物种类（World Health Organization，2007），包括 17 大类 673 个药物品种（The National Drug Committee，2008）。强制全部公共卫生机构使用基本药物目录内的药品，涵盖在基本药物目录内的目录，其他三个医疗保障项目的服务包自动收录，但其余三个项目并不受基本药物目录的限制。泰国于 1972 年制定了第一版基本药物目录，最新的版本制定于 2008 年。基本诊疗服务目录主要包括三个大类：治疗服务包、昂贵项目服务包和预防和健康促进服务包。治疗服务包是一个由国家根据重点疾病遴选出的，由多项疾病种类构成的保险目录，一些疾病表现为排除式的保险目录，一些表现为列表式的目录，但是列表式目录为少数。诊疗服务目录是全民医疗保障计划服务包的主体，占了总人头费的73%，主要提供急诊和住院服务。实际上除了少数服务项目（整容手术、不孕治疗、流产、私人病房）被明确排除在外，治疗服务包涵盖了大多数的急诊和住院服务项目，仅有部分服务是优先提供的（如表7－2所示），主要还是按照人头费的可支付能力提供诊疗服务。

表7－2　　　　　　　　　　　　　泰国优先服务列表

绝经后骨质疏松症筛查和治疗
冠状动脉综合症 HMG－CoA 还原酶（抑制剂）的初级预防
HIV 尿液快速检查
糖尿病患者胰岛素类似物利用的临床数据综合分析
重组体人红细胞生成素在临床肿瘤中的应用
PET－CT 扫描
人工耳蜗植入的深刻双边听力损失病人
胆碱酯酶抑制剂，用于治疗轻度至中度阿尔茨海默症
造血干细胞移植治疗急性髓系，重型再生障碍性贫血，严重地中海贫血
慢性乙型和丙型肝炎
产前筛查和诊断唐氏综合征
传统草药
人类乳头瘤病毒疫苗
中风病人的康复服务
奥沙利铂的辅助治疗结肠癌
高价抗生素的合理使用
刚性与折叠式人工晶状体白内障摘除
腹腔镜手术

　　昂贵项目服务包是一个详尽列表式的目录，其存在的主要意义是缓解人头费付费带来的服务不足问题，防止服务提供者由于节约资金的激励而不提供一些对

人民健康有重大影响的、必要却昂贵的服务项目，如支架治疗动脉粥样硬化血管和人工髋关节置换治疗等。昂贵服务包目录（如表 7 - 3 所示）引起很大民众争议，批评者认为这些昂贵服务既没有严格按照成本效益指标遴选，又没有纳入国家主要的疾病负担。由于财政约束，艾滋病这个在泰国突出的疾病问题没有纳入服务目录，昂贵服务包是不科学不合理的政治决策（Tangcharoensathien，2001）。

表 7 - 3　　　　　　　　　　　　泰国昂贵项目服务包

明确提供的服务项目清单	排除服务项目清单
特定癌症的化疗	艾滋病患者的抗病毒治疗
特定癌症的放射性治疗	肾病晚期病人的肾脏移植
心脏直视手术包括心脏人工机械瓣膜	器官移植
经皮冠状动脉成形术	整容手术
冠状动脉绕道术	不孕症治疗
支架治疗动脉粥样硬化血管	
人工髋关节置换治疗	
人工肩关节置换治疗	
神经外壳，如颅骨切开术	
抗真菌治疗隐球菌性脑膜炎	

除此之外，泰国基本卫生医疗服务包还有几个单独的类别，分别是预防和健康促进服务包，慢性病控制服务包和生殖疾病服务包。预防和健康促进服务包主要覆盖健康促进和预防项目，如免疫接种、年度体检、自愿 HIV 筛查、婚前检查、孕期保健和家庭计划等，其目的是最大程度防治患病率和死亡率。14% 的总人头费用用于预防和健康促进服务包。政府的责任是通过融资确保人民能普遍获得基本的卫生医疗服务。由于预防保健服务时"公共产品"不可能通过市场来提供，当国家卫生事业经费不足时，首先应确保预防保健服务的提供。在贫苦地区通过个人付费来购买卫生医疗服务的可能性比较小，贫困者因病致贫的可能性也较多。因此政府更有责任向贫困人口提供基本的卫生医疗服务，评估需要投入多少人力、物力和财力，比较需要的筹资量与实际筹资量之间的缺口。筹资缺口可以通过增加政府公共支出、动员社会或个人筹资，甚至通过社会保险等多种方式来弥补。泰国对整形外科、美容、验光、隐形眼镜、人工繁殖试管婴儿、非生命

必须的人工器官移植、变性手术、不孕症的治疗、人工流产均列入由病人自由决定的医疗服务，不属于服务包的保险范围。慢性病和生殖类疾病服务包是针对泰国的重点疾病制定的。在全民医疗保障计划服务包中，生殖类疾病占了很大的比重。生殖类诊疗服务目录包括对传染性疾病和非传染性疾病的控制，生殖类的健康促进和健康维持、筛查和早期发现服务等。其中艾滋病毒/艾滋病是一个最严重的疾病挑战。基本药物目录中包含了抗逆转录病毒药物计划，2006 年已经有八万艾滋感染者通过全民医疗保障获得了这些药物。

7.2 泰国医疗保障服务包管理：传统行政管理

泰国是一个"威权政治"国家，权力高度集中，国王只是一个象征性的符号，政府总理拥有至高无上的权力（任一雄，2002），领袖"造神"的倾向比较明显，民众会将领袖视为完人，这样一方面成就了领导者的无限权力和政策强制力，另一方面也造成了领导阶层的虚饰、浮夸而不务实的风气。这种虚夸的风气是导致泰国"泡沫经济"的推手之一。

在这样的威权政治下，泰国的卫生管理体制是政府主导的。泰国卫生管理体制以《卫生法》框架下政府行政主导为主要特征。1992 年《泰国总理办公室 BE 2535 法令》首次将健康服务纳入政府购买范畴。2002 年泰国通过了《国家健康保障法》BE2545。在行政体系内，泰国政府仍然是卫生管理体制的核心。卫生部（Ministry of Public Health，MOPH）是服务包管理的责任主体，负责推动、支持、控制并协调全国有关卫生医疗服务的行为。除此之外，教育部（Ministry of Education）、内务部（Ministry of Interior）、国防部（Ministry of Defense）、曼谷市政厅（the Bangkok Metropolitan Administration）、国有企业（state enterprise）等国家机构也在医疗和卫生项目发展上起着关键作用。这些机构都有运行卫生医疗机构的职能（Wibulpolprasert，2005）。在国家层面，下设在泰国卫生部下的食品药品监督管理局（Thai Food and Drug Administration，FDA）负责药品和医疗器械的市场准入，根据安全、临床有效性和质量等指标做最终决策。商务部（Ministry of Commerce）制定所有非处方药（OTC）的价格。

在卫生部下设立国家健康保障办公室（National Health Security Office），卫生部部长担任该办公室主席，对全民医疗保障计划实施统一管理，并逐步对其他两个医疗保障计划实行归口管理。办公室下设办公室筹资部、法务部、保险信息技术部、内部审计部、政策和规划部、服务质量发展部、公共关系管理部、基金部、保单部、地区办公室、公民社会部、疾病管理部和资金、诊疗审计部。2006年，卫生部在国家健康保障办公室下设了服务包管理委员会（Benefit package Subcommittee）和国家基本药物委员会（National Drugs System Development Committee），主要负责决策和管理服务包。卫生服务包管理委员会和国家基本药物委员会从属于国家健康保障办公室，最终对卫生部负责，所以这两个委员会还是属于政府机构（见图 7 - 1）。

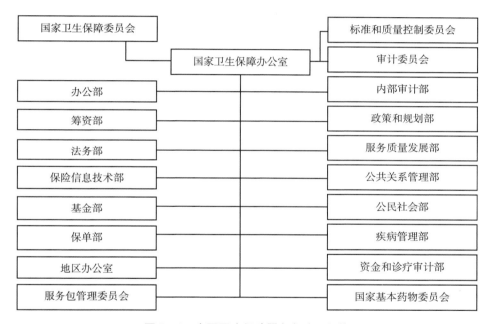

图 7 - 1　泰国医疗保障服务包治理架构

除此之外，还有多个有关政策制定的智囊机构，多数具有官方或者准官方的背景。早在 1982 年，包括成本效益在内的医疗技术评估在泰国初露端倪。学者和卫生部门开始提议在国家卫生政策决策和卫生投入决策中引入以效率为导向的经济效益评估，相关的研究和培训项目也开始同步实施。然而，无论是官方组织的项目小组还是专家自发组织的研究团队，无一最终成为政府制度化的机构。随着对科学的诊疗有效性和经济性评估的社会诉求越来越多，现存的评估项目无法满足这种需求。随后，众多的高校、研究机构都开始独立开展卫生技术评估。1997 年以后，经济增速的放缓、全民医疗保障计划的建立催生了政府制度化的医疗技术评估项目。1998 年，国际健康政策项目（International Health Policy Program，IHPP）建立。这个项目是卫生部政策和战略局（Bureau of Policy and Strategy）下设的准自主研究分支，负责流行病学、医疗服务结果以及一些定性的政策研究。从 2000 年起，国际健康政策项目制定了几个医疗服务项目的卫生经济学评估，如母婴艾滋病毒传播预防项目的经济性评估和艾滋病疫苗经济性评估等。2002 年，泰国卫生部医疗器械司建立了医疗技术评估组，医疗保障纳入医疗服务前的临床有效性和经济性评估，成为一个常设性制度化机制。与此同时，政府为卫生政策决策而建立的卫生经济评估项目越来越多，这些项目自身能力的建设也开始逐步完善。

泰国卫生部先后建立了卫生经济工作小组（Health Economics Working Group）和卫生干预技术评估项目（Health Intervention Technology Assessment Program）（Teerawattananon，2009）。2007 年，泰国政府建立了健康干预和技术评估项目（Health Intervention and Technology Assessment Program，HITAP）。健康干预和技术评估项目同样是附属于卫生部的准自主技术咨询机构。健康干预和技术评估项目成为泰国行政体系内的主要技术咨询机构，对政府的决策提供政策咨询。该项目的筹资主要来自政府预算和国际组织支持。健康干预和技术评估项目整合了之前存在的类似的机构，特别是在组织能力建设上有很多先进经验，做到了技术立证精准，政策密切相关，有效透明沟通。首先，自成立以来，泰国健康干预和技术评估项目制定了一系列方法指南、标准指南等国家层面的技术手册，与政府机构密切联系，起到了真正的决策支持作用，其制定的标准和评估结果在泰国不同的医疗保障项目中广泛应用。其次，该项目与世界银行、世界卫生组织和其他国际上的医疗技术评估的先进机构通力合作，建立了学术网络，使泰国成为中低收入国家中，在国际上医疗技术评估领域的外向型的代表国家。再次，该机构通过民主机制，在决策过程中吸收了不同利益相关者的意见，对泰国政策决策的民主化和透明化起到了重要推动作用。2007 年后，健康干预和技术评估项目为几十项医疗产品、干预技术和公共卫生服务进行了评估。当然，该项目尚存在诸多不足，最大的问题是该项目虽然认识到了独立的经济性评估不能为服务包的制定提供完整信息，社会政治可行性和绩效同样重要，但在实际评估过程中，该项目尚未很好地通过评估对这些因素进行充分考量（Tantivess，Teerawattananon，Mills，2009）。

7.3　技术程序：经济价值主导

泰国社会的价值观深受佛教和经济发展过程中功利主义思想的共同影响。追溯到 17 世纪，泰国很多医疗服务都是由寺庙提供的，很多医学院也是有宗教背景的（Chuengsatiansup，Mooksong，2005）。这时的医疗服务都是以人道主义精神和人类最本真的道德感为基础理念的，也没有广泛地采用西药治疗和药物，多数都是依靠泰国传统的治疗方法，因此这时的医学并没有太多成本和效率的概念。泰国国王 Rama 五世（1853～1910 年）统治时期的殖民压迫使泰国开始将目光投向西方，同时第二次世界大战后西医西药被引进泰国（Bronzino，Smith，Wade，1990）。这时泰国的医疗服务在利用上开始出现贫富分化，穷人只能采用传统的泰国医药，富人则可以支付较昂贵的西医药费用。在医学多元化发展的同时，在经济发展和殖民后开放国门的过程中，泰国社会的价值观也呈现多样化发展态势，传统的佛教理念在现代化和开放的进程中受到了严峻的挑战，传统价值观与现代功利主义不断碰撞、磨合。在这样多元价值观的社会背景下，泰国的全民医疗保障计划服务包的技术指标选择实际面临的问题比高收入国家更加复杂。但是作为一个中等收入国家，经济效率还是一个压倒一切的目标。因此泰国全民医疗保障计划虽然是一个准福利项目，其遴选服务项目主要的考量还是经济性，衡量指标还是成本效益和预算约束。

泰国的做法主要是效仿世界银行和世界卫生组织报告中的技术路径。这是一种功利主义思想的表现。作为一个发展中国家，经济效率必然是国家追求的主要目标，社会平等和正义往往是附属于经济效率的。1997～2005 年，泰国的经济衰退催生了经济性评估，2006 年以后，虽然泰国经济逐渐复苏，但居民对昂贵医疗服务和高新医疗技术的需求也同时增加了。所以经济性评估逐渐成为一个压倒性的评估指标。在制定全民医疗保障计划服务包的时候，泰国越来越多地引入了科学的技术指标和技术程序，成为中低收入国家的典范。其经济评估的指标是质量调整生命年，通过排行榜模式对评估项目的质量调整生命年进行排列，根据医疗保障经济负担能力，依次纳入健康服务（见表 7 - 4）。泰国 2009 年成本效益的指标是，凡是每提高一个单位，质量调整生命年的支出小于人均国民生产总值的，这样的新医疗技术和药物都可以纳入服务包。经济性评估在泰国等发展中国家是首要考虑因素，甚至超过临床有效性。第一个佐证是开展宫颈癌筛查还是接种 HPV 疫苗（宫颈癌主要致病病毒）。在经济性评估之后，泰国选择了筛查而排除了疫苗接种，认为虽然疫苗接种对预防宫颈癌的效果明显，但是成本效益评估没有满足标准，而且泰国全民免费的医疗保障无力承担疫苗接种的费用，仅能选择全民筛查，尽早发现病情，尽早治疗。

表7－4　　　　　　　泰国全民医疗保障服务包排行榜模型（部分）

被评估的健康服务	对照服务	质量调整生命年（泰铢）	决策结果
口服 AZT＋3TC＋LPV/r 防止艾滋母婴传播	抗逆转录病毒治疗减少 HIV 感染的母婴传播风险	降低成本	纳入
医务人员主动提供 HIV 检测	艾滋病自愿咨询检测	70000	纳入
他汀类药物在心血管风险≥30% 人群中使用	锻炼和饮食控制	82000	纳入
丙氧鸟苷的 IV/OR 方式	眼内注射的方式	185000	纳入
匹格列酮＜降血糖药＞	罗西格列酮＜降血糖药＞	211000	排除
15 岁以上女性的 HPV 疫苗	35～60 岁女性每 5 年一次柏氏子宫颈抹片检查	247000	排除
阿仑磷酸钠治疗骨质疏松症	钙片和维生素 D	296000～328000	排除
人工耳蜗植入的深刻聋人	手语训练	400000	排除
折叠晶状体白内障	硬性人工晶状体	507000	排除
阿托伐他汀在心血管风险≥30% 人群中使用	锻炼和饮食控制	600000	排除
腹膜透析的终末期	缓和医疗/临终关怀	435000	纳入
血液透析对终末期肾病	缓和医疗/临终关怀	449000	纳入
促红细胞生成素的贫血癌症	输血（法）	2700000	排除

　　成本效益分析在泰国决策主体中得到广泛的认可，无论是卫生经济学家、医学专家，还是政府官员，优先保障成本效益高的医疗服务项目是一个共识。2007年，泰国卫生部正式出台了国家医疗技术评估指导方案和数据库。经济评估在蓬勃发展的同时也衍生出很多问题，例如，数据质量无法满足要求，方法欠缺，评

估过程中错误疏漏时有发生等（Teerawattananon & Russell，Mugford，2007）。

然而，这种依据功利主义，以经济效益为导向的技术程序的主要负面影响就是对社会道德的忽视（Rawattananon & Russell，2008）。例如，经济价值导向的技术程序无法判断胆结石腹腔镜胆囊切除术和晚期肾病的肾透析这两个成本效益都符合标准的服务项目，在总体医疗保障资金不足的情况下如何取舍。泰国的社会调查发现，72%的被调查者（包括卫生经济学家、医学专家、政府官员和公众代表）认为晚期肾病的肾透析是一种可以挽救生命的服务项目，而胆囊结石相对来讲对生命的威胁并没有那么严峻，所以建议医疗保障在资源有限的情况下选择肾透析。多数公众认为对于病情严重的病人危及生命的疾病，还是应该优先考虑，即使治疗的方式并不具有成本效益（Ubel，2000）。很多卫生经济学家表示认同，当经济评估和社会基本的道德准则发生冲突时，要有限考虑社会道德，毕竟医疗保障的终极目的是救死扶伤而不是节约资金（Dolan，Shaw，Tsuchiya，2005）。在调查中，政府决策者也出于政治稳定、执政合法性和政策实施阻力等的考虑，赞成优先治疗危重病人。在不同群体中，仅有医院管理者倾向于保障胆结石的切除术，这主要是体制原因决定的，泰国全民医疗保障计划采取总额预付制，医院管理者对医疗保障资金的使用最为敏感（Teerawattananon & Russell，2008）。

2006 年以后，随着科学评估的蓬勃发展和影响力提高，越来越多的利益相关者和公众的目光被吸引了。关于社会价值的引入和公众参与机制，在建议议题的阶段邀请七类利益相关者参与，包括医生、公众和产业代表，但是最终决策遴选的过程却没有公众和产业代表的参与（Tantivess & Walt，2008）。这从侧面证明了公众对于最终的决策并没有实质性话语权。

第 8 章

各国医疗保障服务包的比较与发展趋势

8.1 比较分析和结论

通过前几章的分析和梳理，我们发现：医疗保障服务包具有较强的环境依赖性，国家经济、政治、文化、医疗保障制度化历史、管理体制和治理结构以及在稀缺资源分配时的价值取向对服务包的理念和表现形式、决策治理结构/管理架构以及技术程序产生影响，并且这种影响是交叉式的。本章具体比较分析这种影响的作用机理。

8.1.1 理念和形式及其影响因素

政治决策不仅是一种政治现象，也是一种社会现象，更是一种历史现象。服务包的理念和形式是服务包制度最根本的要素，是在历史发展过程中由无数政治结果和政策决策塑造的。新制度主义告诉我们这些政策决策往往是经济和文化等最本质的制度动因作用的结果，从某种程度上讲，在历史积淀形成的经济和文化作用下，政治决策和政策选择是具有一定必然性的。当我们将医疗保障服务包作为一种政治决策问题来看待时，服务包就是一种经济、政治和文化的产物，同时作为医疗保障的一种服务待遇约束制度，服务包也受到医疗保障模式及其制度化历史的影响。

在英国自 1948 年 NHS 建立伊始，法律规定 NHS 必须基于健康是公民权利的理念，按照公民需要提供高质量、免费的服务，而不考虑支付能力。然而立法规定的医疗保障的服务范围是非常宽泛的，法律赋予的权利并不意味着英国公民的健康需要可以被无限制的满足，也不意味着公民可以无限利用卫生资源。在 NHS 建立后很长一段时间，对于何谓"必要"和"必要"的界定一直很模糊，从政府到医生各层面都拥有很大的自由裁量权，导致医疗服务在地区间差异巨大。从另一个角度来看英国对公民健康权利的保障，虽然英国政府对公民卫生资源的利用没有正式约束，公民享有无限的健康资源利用权，但事实上，公民对任何特定的服务都没有明确的权利（entitlements）。英国政府对健康服务的提供者实施预算管理，在医疗服务的实践中患者等待和治疗不足的情况（under‒utilization，early discharge）比比皆是。NHS 免费满足公民健康需要是与其社会的主要诉求——人权、公正和平等相符合、相一致的，在需要的情况下无偿提供健康服务是人权，这种理念在英国无法撼动。但由于 NHS 内生的问题，不改革就没有出路。这时英国就开始了"换药不换汤""润物细无声"式的改革。在有限资源的约束和供需矛盾的冲击下，英国开始陆续出现了散落在多种法律、法规、政策中的服务项目规范。因此英国服务包的表现形式不是一个翔实完整、自成体系的列表式目录，而是多种法规、政策和局部排除式目录构成的泛目录体系。此外，英国的优先选择机制也很有特色，优先选择主要是针对新的医疗技术作增量的确定而不是存量的削减。虽然制定详细列表式的目录是英国目前的趋势，但是这种热情并不像很多发展中国家那样高涨。这主要是由于在英国这样一个福利国家，一方面经济约束比一般国家都要小，制定这样一个列表的紧迫性并不强，英国的主要目标是规范，不是削减；另一方面英国的泛目录体系和优先选择机制与英国 NHS 体系内其他机制一起（如临床路径的规范，对初级诊疗的重视）已经完全胜任了规范 NHS 服务的职责。虽然表面上看，英国还是没有服务包，实则英国对 NHS 应该提供哪些服务、不应该提供哪些服务的规则比很多存在保险目录的国家还要完善。这说明，在 NHS 体系中服务包是一个有机整体中的一部分，NHS 的目标是使各种机制形成合力，达到提供合理医疗保障水平并改善居民健康的最终目标。

美国是一个崇尚自由、个人主义和民主的国家，讲求适者生存，优胜劣汰，所以美国几乎是唯一一个没有为全民提供医疗保障的发达国家。经过众多总统的艰辛尝试，只有医疗照顾项目和医疗救助项目两个社会保障项目硕果仅存。美国社会医疗保障发展史说明了在这样一个民主制度高度健全，利益相关者充分博弈的国家，对于任何福利削减或改变的艰难。这印证了社会文化和政治制度对包括服务包在内的福利待遇的显著影响。同时，在美国这样一个高收入的国家，仅存在两个针对不同群体的医疗保障项目在服务包问题上是冰火两重天。医疗照顾项目的服务包待遇水平甚至高于很多商业保险，即便在政府要求医疗照顾项目重新制定服务包的情况下，改革都没有成行；而医疗救助项目服务包的改革却成为基本卫生医疗服务包的先驱，成为世界相关实践的典范。为什么在同样的制度环境背景下会存在这样的差异？在这个问题上美国的政治制度和社会崇尚的理念再一次证明了其解释力。医疗照顾项目的受益人群是美国最大的投票主体，具有很强的利益共同性，形成一个庞大的政治联盟，选票政治下，没有任何一任政府有勇气动"老人的蛋糕"。相比较起来，低收入人群是一个相对流动性强、人群差异大、利益共同性较弱的群体，政治话语权相对弱势的群体。此外经济能力也是一个主要因素，医疗照顾项目筹资水平高，资金压力不大，面对制定详细服务包过程中调和各方面矛盾的难度，医疗照顾项目选择维持现状。而医疗救助项目经济压力很大，在奥巴马医疗改革要求依托医疗救助项目拓宽医保覆盖面时，医疗救助项目在制定服务包方面的尝试越来越多。俄勒冈州在议会推动下，其医疗救助项目是这方面改革的先锋，在各种压力下制定了详细列表式的目录。

泰国是亚洲中等收入国家。与很多发展中国家相似，泰国在发展过程中也存在比较明显的阶层分化和社会矛盾，这种发展造成的鸿沟尚未得到弥合。虽然泰国在亚洲属于经济发展迅速的国家，曾经一枝独秀，但是泰国在他信执政之前，都没有有效解决社会阶层分化和矛盾这个问题，对民生问题没有很关注。一些公民尤其是城市公民，在经济和社会建设相对健全的生活环境下，生活水平相对较优越，媲美高收入国家，也产生了一定的中产阶层；但很多泰国人还挣扎在贫困边缘，尤其是农村仍然停留在农业经济阶段，经济和社会设施等比较落后，对于这些人，泰国政府在很长一段时间没有提供有效保障。以社会平等、公正为代价片面追求经济效益是世界各国发展过程中的普遍错误，似乎也是一个无法规避的必由之路。随着社会不断发展和社会矛盾的积聚，在"恭顺公民"民风维持下的动态平衡有被打破之势。针对社会的不稳定，他信执政后建立了全民医疗保障计划等弱势群体的保障计划。这样泰国形成了按照社会阶层分类、碎片化的医疗保障体系和相应的服务包制度。泰国公务员群体的医疗计划和为所有私人部门雇员和公共部门临时雇员提供的社会医疗保险计划享受综合性的服务，这两个制度的服务包是排除式的保险目录，尤其是政府公务员的计划，提供服务项目包罗万象。但是全民医疗保障计划（30铢计划）的服务包相对有限得多。全民医疗保障计划的服务包属于世界卫生组织和世界银行号召广大中低收入国家制定的基本卫生医疗服务包。泰国是最早响应世界银行和世界卫生组织号召制定基本卫生医疗服务包的国家之一。泰国的基本卫生医疗服务包作为国家医疗保障的基础，是泰国30铢计划的保险目录，公务员保障项目可以选择使用。这样的分化是社会差距造成的，也是社会文化对差距包容度高的必然结果。

通过对这几个国家的总结、比较，我们可以看出，服务包的理念是需要还是需求，服务包的表现形式是排除式、列表式还是泛目录，最大的影响因素就是经济、政治制度（政治文化）和社会文化。国家经济情况和财力因素对于服务包类型的影响似乎是最显而易见的。由于对财力约束相对没有那么敏感，高收入的国家/人群的项目一般都比中低收入国家/人群的项目慷慨，以需要为导向，除了通用的少数例外服务（如美容类服务），为保障群体尽可能提供所有卫生医疗服务项目。中低收入国家会按照经济可支付能力对服务包保障服务范围进行限制，即按照"需求"提供医疗保障。高收入国家和为高收入人群提供的服务包保障服务的范围总体来讲比中低收入国家和为低收入人群提供的服务包要广泛。当然，这种限制有精细化和粗放式之分。少数中低收入国家在医疗保障逐步实现精细化管理的进程中，完善了列表式的服务包，但由于这种专业化的政策制定对技术和管理提出了非常高的要求，更多的中低收入国家还没有实现。各国政府也都会根据国家经济的发展和财政能力的改善对服务包进行相应的调整。如泰国每两年调整一次服务包，总体上是逐步扩大的，在2001年刚开始试点时，其基本卫生服务包仅有44项服务内容，随后逐年增加，到2006年增加到249项。又如2009年金融危机之后，美国医疗救助项目面对更多的财政约束，制定服务包的热情更加高涨。

然而经济发展情况并不是决定性因素，国家的政治制度、政治文化和社会文化似乎是种更顽强的力量，是影响服务包这种福利资源的最根本理念。例如，美国是世界上最大的经济体，却是发达国家中唯一没有提供全民保障，或以"需要"为服务包导向的国家，这正是其政治制度和自由主义文化作用的结果。经济发展在其中起到调节作用，从筹资能力和水平角度影响服务包提供健康福利的水平。我们从服务包的类型反推，在其国家全民医疗保障及其服务包政策上起到了决定作用的英国的工党、德国社会民主党、澳大利亚社会民主党，以及其他遍布欧洲和加拿大的新民主党和挪威工党都奉行社会民主主义，这些政党执政下的国家，虽然不是社会主义，但是对人权、社会公正、民主和社会和谐高度重视，是深深植根于其政治文化和社会文化的力量。包括英国在内的这些国家一般在服务包的导向方面以"需要"为基础。服务范围的庞大决定了英国等福利国家不可能制定列表式目录，一般是采取泛目录或者排除式保险目录。而奉行自由主义的国家都是崇尚竞争和优胜劣汰的。其中最极端的例子就是美国，这种文化的力量决定了公民对自由主义政策的包容，如个人对自己的医疗保障负责，政府仅需要满足弱势群体如老人和残疾人的需求。在美国仅存的两个社会医疗保险项目的差异，如我们上文讨论的，是民主政治制度下选民政治的结果。

一个国家的多重历史因素形成了一个国家特定的医疗保障模式，医疗保障模式对于其从属的服务包的理念目标和形式影响是最直接的。从世界卫生组织 191 个成员国情况的概览和典型案例分析中可以看出，社会医疗保险模式一般会采取保险目录形式，国家医疗保障模式一般会采取泛目录的形式，这是我们发现的一条金规律。基于公民权利的国家医疗保障，在其保障理念方面以公民"需要"为基础是一个必然；而对于社会医疗保险模式，其保障理念并不固定。

8.1.2 治理结构及其影响因素

一个国家的治理体系和管理体制受到国家文化和价值观的影响，服务包的治理结构也受到文化和价值观的间接影响。

英国、美国和泰国在国家治理体系和管理体制上分别采取了有限政府、小政府和政府独立权威的模式。在英国，20 世纪 90 年代法律授权建立专业管理机构作为服务包治理的主体，政府在其中发挥有限作用，仅是最后决策、监督和制衡。以英国国家卫生医疗质量标准署为代表的系列的服务包授权专业治理机构呈现典型的多中心特点。美国笃信小政府理念，比英国更加不信任政府集权，美国在政府体制上向来对权力独享排斥、不信任，而对科学精神非常崇敬，所以美国非常重视专业机构的能力建设，其实美国专业性服务包制定和评估机构的历史比英国要长，范围也很广。俄勒冈州的服务包的决策和治理主要依托于政府建立的专业机构。医疗照顾项目也是建立了类似的机构来负责评估服务包。与英国不同的是，卫生行政部门几乎不再参与服务包的决策，服务包的决策主体就是专业机构，专业机构享有最终决策权，最后服务包的专业管理机构将评估结果或管理意见上交立法部门。服务包的决策和管理是专业机构和立法部门之间的事情，与卫生行政机构几乎无关。在泰国，威权政治下泰国的服务包治理结构更加简单，像许多发展中国家一样尚未建立起胜任的专业评估机构，目前服务包的管理主体仍然是政府卫生部门，专业评估小组或者临时的评估项目起到专业咨询的作用。

我们可以断定，无论从理论还是实践上看，卫生管理体制是服务包管理的依托和基础，服务包治理结构受到卫生管理体制的直接影响。一个国家政府独立权威的空间和程度决定了社会管理中不同部门的角色及其所发挥的作用。服务包是对医疗保障所辖卫生资源的治理和管理问题，这种治理和管理需要组织作为制度化的依托。作为一种专业性的社会管理，服务包的治理需要社会不同部门的协同配合，需要专业性的支持。

8.1.3 技术程序及其影响因素

社会在长时间的共同认知和实践活动中，会潜移默化地形成一套价值观念体系，这个体系经过历史的洗礼和挑战不断在民族的精神中强化。价值观是内化于社会各阶层的情感的一种认知取向，是社会文化最核心的部分，是一个国家、一个民族的精神和灵魂，影响和支配着各种社会选择。各国在医疗保障资源分配上，医学价值、经济价值和社会价值是各国服务包制定过程中的三个主要价值取向，对于这三种价值取向的判断和权衡的差异形成了各国以不同价值为侧重的技术指标选择和程序设计。医学价值、经济价值和社会价值之间博弈的背后，隐含着不同的社会价值观。

在服务包技术指标上，英国将医疗价值、经济价值和社会价值并重考虑，这三个指标在某种程度上是竞争关系的价值观，在英国和谐和调和的文化下，虽然也有诸多矛盾出现，却得到很好的发展，成为很多国家争相效仿的典范。在指标顺序上，英国的排列顺序是先评估临床有效性，再评估成本效益，最后再邀请公民群体进行社会价值判断。这一点美国与英国不同，美国的医疗照顾项目只判断临床有效性，医疗救助项目也将医学价值放在首位。究其原因，主要是美国更强调自由和民主，而英国比较注重和谐和包容，美国平衡各方面诉求的难度比英国大，只有运用争议较小的临床有效性指标的评估结果才能成功实施。这就是在美国这样一个强调经济性的国家，经济价值竟然仅作为一个辅助条件，政府将成本效益作为服务包决策的主要指标的尝试都没有成功的原因。在自由和公正的价值观体系下，美国的每一个政策决定，都要经历博弈和利益调和，任何反对的声音都可能造成建议被否定，成本效益的引入受到医药生产方的强烈抵制终告破产。广泛的社会参与机制也因为美国残疾人协会的反对被取缔，仅保留了代表性公众参与和专家判断。这主要是因为在这个民主制度高度健全、公民话语权几乎没有限制的国家，削减任何利益相关方的利益，都难于登天。作为发展中国家，经济性是"泰国30铢"计划的主要考量因素。泰国响应世界银行号召，以成本效益为主要技术指标制定了列表式的服务包，包含的服务以预防性和"小病"为主，多是低成本、高收益的服务项目。这是中等收入国家经济发展过程中，以经济为压倒性目标的价值取向的结果。在程序上，在英国和美国这样的民主国家，公正的程序显得尤为重要。所以英国和美国医疗改革的目标一直是决策公正，并用多种制度化的方式保证其"程序公正"。泰国的基本卫生医疗服务包在这一点上比较简单，主要是根据世界卫生组织和世界银行的方法。另外，技术能力对一个国家或项目的服务包技术标准选择也有一定限制，在多数发展中国家循证数据和疾病负担的信息并不完善，甚至没有建立起 CPT 和 ICD 等疾病编码体系，这种技术的局限性使真正意义上的技术评估不可能实现。

从国际比较中我们可以看出，医学价值是所有国家技术评估的主要考虑要素，保证医疗技术临床有效从而促进健康改善显然是医疗保障制度存在的最根本价值。因此各国几乎无一例外地将反映医学价值的临床有效性作为技术评估的考量因素。对于是否能纳入医疗保障服务包的最终决策，临床有效性是必要条件但却越来越不成为充分条件。随着医学的进步，针对某一种健康问题可选择的临床有效的药物和诊疗技术越来越多，成本效益就成为在其间甄别遴选的根据，同时成为服务包技术决策的第二个主要指标。这样就形成了以临床有效性为主和成本效益为辅的技术指标体系。还有一些服务包技术指标更加完善的国家，尤其是民主国家，他们在纯技术评估之外又增添了社会价值的判断，反映了现代社会民主治理、人性化治理的价值观。这些国家综合采取了反映医学价值的临床有效性指标、反映经济价值的成本效益指标以及反映社会价值的社会伦理指标。

在三个不同指标中，成本效益判断是一个趋势，也是一个备受争议的话题。近年来卫生支出不断上涨而经济的投入对于健康边际产出并不明显，这种现状使各国对经济性指标的考量日益重视。随着医疗技术本身临床有效性的判断日趋成熟和明朗，成本效益评估成为衡量一种诊疗服务能否纳入服务包的重要参考。用科学的成本效益分析要求一个国家满足三个前提条件：一是充沛和高质量的循证数据；二是决策管理的组织机制建设和能力建设；三是政治可行性。由于很多国家尚未满足以上三个条件，还有很多国家仍在采用传统的整体预算约束法。虽然这种不精确的方法被时代淘汰的趋势已经初见端倪，但由于其使用简便的优势，仍然有不少国家没有用成本效益评估取而代之。几乎没有国家不考虑经济性因素，只是采用方法的科学性和精细化差异以及经济性指标在其他指标中的权重不同而已。在对经济约束尤为敏感的国家，成本效益指标甚至成为决定性因素，这在中等收入国家尤为明显。因此，国际经验告诉我们，即使经济价值在不同国家被赋予的重要性不同，即使成本效益评估的技术目前还不成熟，对经济价值的重视仍然是一个趋势，采用相关技术进行科学的评估成为必然。

社会价值判断应用的普遍性远远不及成本效益指标和临床有效性指标。在服务包决策过程中引入社会价值判断是社会发展进程中利益分配向人性化回归，政府治理向"善治"进步的一个重要方面。体现社会价值的指标多种多样，诸如社会公正，弱势群体利益诉求的满足，为严重威胁生命的疾病提供保障等。社会价值指标一般很难衡量和量化，而且正如社会伦理理论各流派莫衷一是一样，社会价值评估也非常难以令所有人信服。社会价值判断的难度挫败了很多国家的相关政策尝试。因此目前为止仅有少数国家将社会价值纳入评估程序，仅有相对发展成熟的国家采用了反映社会价值的相关指标。即便那些已经采取了反映社会价值指标的国家，多数社会价值指标在众多指标中的重要性和优先次序也不及成本效益和临床有效性，有些国家将社会价值判断作为与经济评估并列的辅助条件，重要性次于医学价值评估结果。有些国家将医学、经济性和社会性这三类指标并列综合考虑，而社会价值判断往往是在临床有效性和成本效益评估后的最后一道评估。

在服务包的制定程序方面，在民主的国家，由于价值体系对公民权利追求的自由和社会公正的崇尚，服务包制定一般都实行民主参与，以公开透明、尊重弱势话语权等程序公正为目标。利益相关方的参与意识极强，任何损害机会平等和程序公正的现象都会受到强烈抨击。在英国卫生质量标准署完全公开透明的决策过程中，利益相关者的诉求被体现得淋漓尽致。但是极端的民主也会导致决策的茫然和低效，对美国的考察可以发现，在其国家发展历史中的各种背景下的各种改革努力都与全民覆盖医疗保障失之交臂。在威权国家民主参与意识淡薄，对程序的不公正或者程序黑箱社会包容度较高。无论价值观如何，服务包毕竟影响到每个公民的健康权利和福利。国际比较发现，在这一方面，世界发展的趋势是，相关治理主体一定要开辟公民诉求的途径和利益相关者博弈的平台，允许社会各界的参与和影响，根据一定程序规则邀请公民代表参与，作为最终决策参考。当然各国实现途径也有一定差异，但是无论是纯粹的技术评估还是社会全体的判断，都需要一个民主透明的决策过程。

最后需要说明两点：第一，无论采取何种指标，无论采取怎样的制定程序，服务包的决策会一直伴随主观判断。主观判断出现在纯技术评估的过程中，如选择成本效益基准点（benchmark）就是一个主观判断；而社会价值判断本身也是一种主观判断。第二，服务包最终表现为政策决策，作为一种涉及利益分配的政策，必须考虑政治可行性，如果说经济价值和社会价值是天平的两端，政治考量对于这两边的平衡是一个额外的砝码，根据不同的情况在一侧加砝码。对政治可行性的考量，表现在当很多技术评估的结果受到公众强烈质疑和抨击时，最终决策可能会与技术评估结果向左。此外，宏观经济评估的很多模型（如固定预算法、给付意愿法和重新分配法）都证明宏观经济的考量，即整体医疗保障资金投入量会直接影响微观成本效益分析的基准值和最终纳入服务的种类和数量，这也是政治考量的一个主要方面。

综上所述，本书对于第二个研究问题的基本结论是：医疗保障服务包具有较强的环境依赖性，国家经济、政治、文化等宏观因素，医疗保障模式和卫生管理体制和治理结构等中观因素，国家相关技术能力和疾病负担等微观因素对服务包的理念和表现形式、决策治理结构/管理架构以及技术程序产生影响，并且这种影响是交叉式的。其中国家或某种保障项目的经济能力、国家的政治制度、政治文化和社会文化以及医疗保障模式对服务包的理念和表现形式产生主要影响，国家卫生管理体制和治理结构对服务包的治理和管理产生主要影响，国家社会文化中最核心的价值观体系以及国家相关技术能力对服务包的技术程序产生主要影响。

8.2 各国医疗保障服务包的同形性和发展趋势

没有一个国家的医疗保障服务包及其制度是完善的，都面对着众多的批评和质疑。福利分配本身就很敏感，健康福利的分配涉及卫生医疗领域的复杂性，情况就更加复杂，需要平衡众多利益和价值的冲突，加上目前技术的不成熟，服务包问题成为各国的政策热点，同时也是难点。虽然没有一个国家的服务包是完美的，但从各国的梳理和分析中我们还是可以归纳出一些规律性和趋同性的因素：服务包内容的详尽性增强，预防类服务、初级诊疗类服务和慢性非传染性疾病的比重增加；专业授权机构参与决策治理成为一个趋势，同时机构能力建设取代了对技术方法的强调；服务包的制定程序方面，指标体系都是从模糊到明确，从概念化到具体化，程序上都是从黑箱决策到民主化、透明化。

8.2.1　医疗保障服务包内容趋向于详尽化

虽然各国医疗保障体系不同，服务包的理念和形式不同，表现形式也不同，各国都不再满足于粗放式的抑或是排除式的保险目录，细化服务包服务内容成为发展趋势。无论是泛目录、列表式目录还是排除式目录，各国都趋向于遴选出一个明晰、详尽的服务包。即使是采取国家卫生服务体系的英国，其泛目录体系也开始在不同的政策中细化具体的保障服务项目。这是医疗保障体系管理逐渐精细化、科学化的趋势决定的。对于中低收入国家，由于其医疗保障水平较低，覆盖服务较少，管理相对简单，详尽化的服务包比较容易实施。高收入国家无论是社会医疗保险还是国家卫生服务体系，都比较难以做到详尽列表式服务包。很多国家制定了基本卫生医疗服务包作为国家最基础的医疗服务保障。基本卫生医疗服务包一般是全民平等可及的一揽子健康服务项目，一般包括公共卫生和基本医疗两个主要部分。公共卫生服务在各国的同质性较强，而基本医疗服务主要针对国家的重点疾病，内容的确定需要考虑各国卫生体系结构、供方能力和需方要求，同时结合不同筹资体系以及政府调控结构和能力、专业技术能力、社会价值等方面通盘考虑。

在具体内容上，无论路径如何，服务包遴选的最终结果都出奇的一致，就是各国都将预防、筛查、慢性病管理和初级诊疗项目纳入服务包。其实这说明了一个问题，各国都重视成本效益高的服务，这是提高医疗保障投入产出效率和提高健康水平的一个关键，这一点已经被世界卫生组织和各种学术研究反复论证过了。我们可以看到，低收入国家的服务包主要是一些成本效益非常高的预防类服务，初步满足国家防疫急性传染性疾病、生活卫生等公共卫生的需要，这是低收入国家的经济状况和疾病谱决定的。而发达国家疾病谱与低收入国家有很大不同，急性传染病不再是主要疾病负担。可以观察到，在中产阶级逐渐膨胀并成为社会主要阶层的过程中，烟酒消费、过量脂肪吸收并且缺少锻炼等不良生活方式成为威胁人群健康的主要因素。这些不良生活方式会随着社会和经济进一步发展，教育程度进一步增加逐步改善，但是这个过程会相当漫长，在这个过程中，慢性非传染性疾病（noninfectious chronic disease，NCD）成为社会主要疾病负担

（Bobadilla and Costello，1961）。慢性非传染性疾病简称慢性病，主要指那些长期的、不可自愈的也几乎不能被完全治愈的疾病种类，包括恶性肿瘤、心脑血管疾病、阻塞性肺部疾病、糖尿病、精神心理性疾病等。在中高收入国家，慢性病人数占总人数的 60% 左右，慢性病导致约 1700 万患者在期望年龄前过早病故。这些慢性病广泛存在并具有高发病率、高致残率、高死亡率的特征，且由于患病时间长导致医疗费用昂贵。很多此类疾病需要更多的长期护理，正是由于慢性非传染性疾病的这些特征与医疗保险理论上只保障风险溢价高的小概率事件的效率优先原理相悖，很多国家，尤其是医疗保险型国家没有在服务包中明确纳入这些疾病。这是一个两难的局面：纳入慢性病，对于医疗保障本身的风险无法预估，而不纳入慢病，这种逐渐在国家重点疾病中占据主要地位，严重影响人民健康乃至生活质量的疾病问题没有得到医疗保障的关注。由于慢性病的致病因素往往与环境和行为、生活方式有关，数据表明，如能控制这些致病因素，80% 左右的心脏病、Ⅱ型糖尿病和 40% 的癌症都可以得到有效防治，所以很多国家在服务包中选择了预防患此类疾病的健康教育、此类疾病初期的疾病管理等具有一定前瞻性、预防性的项目，而对慢性病治疗类的服务加以限制。除此之外，对于俗称为"小病"的常见病和多发病是否提供医疗保障也是一个两难的选择。同理，"小病"风险溢价小，患病人数多，不符合医疗保险的效率原则，但是如果完全排除这些服务很容易降低这类疾病的就诊率，导致小病拖成大病从而造成更大的健康和经济损失。观察各国的服务包，我们可以发现，针对常见病、多发病和慢性病提供的健康服务在服务包中的比重随着社会经济和社会发展水平的提高而不断扩大。下表为不同服务种类纳入服务包的基本次序（表 8 - 1）。

表 8 - 1　　　　　　　　　　不同服务类别纳入服务包优先次序

1	基本公共卫生
2	准公共卫生服务
3	常见病的预防和治疗（门诊）、急诊服务、基本药物
4	住院和康复
5	昂贵医疗服务
6	附加服务
7	牙科、美容服务等临街服务

8.2.2　专业机构能力建设取代对技术方法的强调

在决策治理方面，专业授权机构参与决策和管理成为一个趋势，同时，专业机构的能力建设取代了对技术方法的单纯强调。

卫生医疗体系管理的一个国际趋势是专业化管理的参与。服务包是卫生医疗体系内对专业性管理要求最高的领域之一。专业化的咨询和管理机构都以不同的方式在服务包制定和管理的过程中扮演着重要的角色。有些国家依托于行政体系外的专业机构作相关咨询，有些国家则在行政体系内建立专业管理机构；在有些国家专业化管理机构仅是咨询作用，而有些国家专业化管理机构就是服务包决策和管理的主体机构了。虽然这些专业管理机构的治理结构、参与管理的程度、方式和担当的职责不同，但是国际经验说明，服务包的制定是一个兼具专业性、政治性、社会性的综合政策决策，需要考量诸多的因素，不能简单化依靠行政命令。

专业化治理的第一个主要问题是专业机构和行政机构的职能划分。专业机构和行政机构的职能划分往往呈现气球效应，一强一弱。一般在发展初期，在专业化机构能力不完备的情况下，行政机构往往扮演全能角色。这样的弊端是在专业性较强的社会管理领域政府失灵的问题比较突出。随着专业化机构能力建设日趋成熟，专业机构扮演越来越重要的角色成为必然。专业化治理的第二个主要问题是如何保证这些专业机构的权威性和合法性。为了保证专业机构的中立性和合法性，脱离包括行政影响在内的任何利益相关方是一个必然；而为了同时保证专业机构的权威性，具备正式背景又非常必要。很多高度法治的国家选择立法授权建立专业机构，或是行政授权建立专业机构，从而赋予专业评估机构正式的地位。在专业机构内部治理的选择上，自主治理是一个趋势。从组织性质上讲，这些专业机构一般作为自主化单位，处于核心公共部门和外围公共部门之间，具有内部管理决策权、剩余索取权，具有可问责性并担负一定的社会功能。

英国立法建立准政府机构（arm‑length bodies）的做法很值得推崇，得到越来越多国家的模仿和借鉴。这些准政府机构由财政拨款，立场基本中立，代表公共利益，并且最大程度上整合了国家的技术力量、经济力量和政治力量，保证了技术精确、国家经济可承担和政治可行性，同时最大程度上允许社会各界的广泛参与，在程序性上做到了最大程度的公正。当然这些目标的实现要依靠很多的基础性条件，如充沛的和高质量的基础数据，技术人员素质，公众参与过程中社会对民主边界的认识等。

实践证明，组织和机制能力建设非常重要，甚至超过了技术分析能力本身，因为技术分析的信度和效度是由决策管理能力的建设决定的。正如 NICE 主席曾说："技术评估并不是全部，成功的服务包技术评估在很大程度上仰赖决策和管理机构的能力，依靠其是否能说服利益相关者，尤其是医生等服务提供者。因为究其根本，资源约束是医生基于资源可获得性和患者的情况、每天的无数次的决策、也是对于有限资源竞争矛盾的持续调和，更是不断摸索和判断的实践，比一次性罗列出报销目录复杂得多"。

8.2.3　技术程序趋向科学化、透明化

在服务包的制定程序方面，指标体系都是从模糊到明确，从概念化到具体化；程序上都是从黑箱决策到民主化、透明化。这是一个毋庸置疑的改革趋势。无论是低收入国家、中等收入国家还是高收入国家，无论文化理念、社会文化如何，无论医疗保障体系采取哪一种模式，对技术评估结果和对制定程序的最大程度的遵从都是缓解利益分配矛盾的主要途径。这其中经济效益优先还是社会效益优先，或者说效率优先还是平等优先仍然是颇具争议的命题，涉及哲学、社会学、经济学等诸多思想理念，没有最优的解决方案和世界共识，各国需要按照自身特质选取科学的技术指标并赋予其不同的权重和优先次序。在技术指标选取方面，用基于循证医学的临床有效性分析结合或取代传统的专家法，用成本—效益法结合或取代传统的整体预算法，同时引入社会价值判断是一个趋势。在程序制定方面，技术评估的人员构成一般需要包括卫生经济学专家、医学专家和政策专家，其中政策专家的参与是随着近些年政策决策对技术评估与实际政策现实需要更紧密衔接的要求而产生的；技术评估正式发布之前，一般还要经过利益相关者如厂商、医疗机构、医生和公民的听证，对于有严重异议的评估结果，可以申请复议，之后才可以递交给政策决策方或立法机构；有些国家还要经过社会价值判断的过程，有些国家建立了制度化的公民委员会投票或公议，有些国家是由临时组成的公民小组进行评议。技术评估抑或是公民评议都面向社会全部透明，尽量减少政策决策的"黑箱"。在完全透明的环境下要使利益相关者达成一致，推动

技术标准的发布并被决策者和公众接受，经常要做出让步、妥协或选择暂缓。这种复杂的利益环境有利有弊：一方面，这会影响工作效率，但另一方面，这种博弈也在很大程度上造就了服务包制定的科学和严谨。如若因为进步途中的难度而放弃，因噎废食，绝对是一种倒退。面对质疑，必须保证研究的高度可重复性、过程透明化和广泛参与，这样才能建立良好的公信力。

第 9 章

借鉴和创新——如何完善
我国医疗保障服务包

医疗保障服务包是世界卫生政策研究的热点，也是我国现阶段医疗改革的重要问题，如何理性借鉴国际的经验来完善我国医疗保障服务包，还是一个鲜有研究的领域。我国有很多背景因素可以与其他国家作类比，如我国在经济发展水平上属于中等收入国家，医疗保障的主要模式是社会医疗保险等，但是我国独特的发展路径，社会、经济和文化等诸多环境因素以及医疗保障制度都有非常强的中国特色。复制移植某一个国家的模式既不理性也不科学。本章讨论我国医疗保障的主体部分——社会基本医疗保险项目的服务包。本章首先全面回顾我国社会医疗保险及其服务包的发展历程以及现阶段面临的主要问题，然后梳理我国医疗保险服务包所处的制度环境。最后，在分析我国制度现实和所处制度环境的基础上，借鉴国际相关发展规律和趋势，提出完善我国医疗保障服务包的一般构想。

9.1 我国医疗保障服务包制度基础及其制度环境分析

9.1.1 我国医疗保障服务包制度基础

（1）我国医疗保障服务包的理念和表现形式

我国整合后的两个基本社会医疗保险项目的服务包的主要表现形式是保险目

录，其中药物目录以列表式为主，诊疗服务目录以排除式为主，此外还有医疗服务设施目录。由于医疗服务设施所占比例极小，问题也相对简单，在本章不做具体讨论。基本社会医疗保险项目的服务包基调是：低水平、广覆盖。早在 1998年，《关于建立城镇职工基本医疗保险制度的决定》就已经确定了这个根本原则，新型农村合作医疗和城镇居民医疗保险在"人人享有基本卫生医疗服务"的医疗改革大旗下也都原则上遵循了这一理念。在服务范围上，城镇职工基本医疗保险服务包包含了门诊、住院两个大类。城乡居民保险都在城镇职工基本医疗保险范围上进行调整。城乡居民保险项目虽然由于各地区经济差异存在显著不同，但总体来讲都是以保"大病、住院"为主。这实际上与"低水平、广覆盖"的原则产生了一定矛盾，主要是为了缓解我国目前"因病致贫，因病返贫"这个亟须解决的社会问题。另外，由于我国基本社会医疗保险还是实行属地管理，各统筹单位服务包在服务范围上都有一定差异。

在社会医疗保险项目中，城镇职工基本医疗保险发展历程较长，是一个相对成熟的社会医疗保险项目，筹资水平较高，保障能力较强，管理也相对完善。《城镇职工基本医疗保险药物目录》包括西药、中成药（含民族药）、中药饮片（含民族药）。药物目录分为"甲类"和"乙类"药物。"甲类药物目录"由国家统一制定，各地没有调整权。"乙类药物目录"由国家统一制定，但是各省市可根据当地经济状况、医疗需求特点和用药习惯，在允许范围内进行适当调整，调整上限为 15%。纳入"甲类"的药物需要满足一定标准，如临床治疗必需，广泛在临床采用，疗效好，并且在同类药物中价格较低的品类。"乙类"的药物为临床治疗提供多种选择，要满足疗效好的条件，但比"甲类"药物价格略高。《城镇职工基本医疗保险诊疗项目目录》是一个排除式的目录。具体而言，排除的服务类别有：①部分服务类项目。如挂号费、出诊费、院外会诊费、点名手术附加费、自请特别护士医疗服务等。②非疾病治疗类项目。如美容、保健性的诊疗项目、医疗咨询鉴定等，也包括各种健康体检和保健型项目。③诊疗设备及医用材料类项目，如眼科准分子激光、电子束 CT 扫描、义肢义眼等康复性器具。④特殊治疗类项目。如各类器官或组织移植的器官源或组织源、近视眼矫形术、除心脏瓣膜、肾脏、骨髓、血管、角膜和皮肤以外的组织或器官移植。⑤其他类项目。如不育症、性功能障碍的诊疗项目等。除此之外，原则上所有服务项目都被纳入了医疗保险的范畴①。

城乡居民基本医疗保险的服务包同样由药物目录、诊疗项目目录和医疗服务设施目录构成。在两险合并之前，城镇居民基本医疗保险的药物目录在相应的国家级和省（市、区）级《城镇职工基本医疗保险目录》的基础上，进行适当调整，其中甲类药物全部纳入服务包。诊疗服务目录和医疗服务设施目录原则上同样执行当地城镇职工基本医疗保险的相关规定。合并前的新型农村合作医疗（简称"新农合"）的服务包同样包括药物目录和诊疗服务目录两个主要目录，其中药物目录的依据是《国家基本药物目录》（各省、市、自治区可根据情况在一定范围内调整）。2003 年，卫生部、财政部、农业部颁布《关于建立新型农村合作医疗制度的意见》，要求"新农合"资金用于支付住院医疗产生的费用。对一年内没有报销行为的参合居民，相应医疗机构需要提供一次健康体检。在一些经济情况优越的地方，可以同时提供门诊小额医疗服务。这样做是为了在强化"新农合"风险分担能力的同时扩大受益人群的覆盖比例。两险合并后，在筹资和待遇方面进行了整合和合并，目录做了一定调整，但这种保险目录的形式并未发生变化。

（2）我国医疗保障服务包管理架构

我国社会医疗保险服务包的决策和管理的框架还是以政府行政部门为主体的。2018 年，国家医疗保障局成立，取代原人力资源和社会保障部门的相应职责，主要负责基本医疗保险服务包的制定。各统筹地区对服务包的服务种类有一定的自由裁量权，各省区市可以因地制宜地调整国家层次各种目录，对服务项目进行适当的增加。根据原人力资源和社会保障部的解释：劳动和社会保障部负责组织制定国家基本医疗保险诊疗项目范围，并根据基本医疗保险基金的支付能力和医学技术的发展适时调整。在范围中，只规定基本医疗保险基金不予支付费用和支付部分费用的诊疗项目的主要类别，除列举部分项目名称以表明项目类别的含义外，对具体的项目不做规定。各省（区、市）劳动保障行政部门根据国家基本医疗保险诊疗项目范围的规定，组织制定基本医疗保险诊疗项目目录，并根据国家基本医疗保险诊疗项目范围的调整作相应跟进。各省（区、市）可依据本省（区、市）物价部门医疗服务收费标准所列的具体项目，按照国家基本医疗保险诊疗项目范围制定具体的项目目录。各统筹地区劳动保障部门要根据当地实际，

---

① 《人力资源和社会保障部关于城镇职工基本医疗保险诊疗项目管理的意见问答》，http：// www. molss. gov. cn/gb/ywzn/2006 – 02/16/content_106998. htm. ［2011 – 6 – 1］.

对本省（区、市）的诊疗项目目录中所列的支付部分费用的诊疗项目，要规定具体的个人自付比例，并结合区域卫生规划、临床适应症、医疗技术人员资格等限定使用和制定相应的管理办法。① 新农合一般采取以县（市）作为统筹单位。由多部门（卫生部门、财政部门、农业部门等）共同组成新农合协调小组。此外，各级卫生行政部门内部设立了专职的管理机构。属地人民政府则需要成立由上述相关部门和参合农村居民代表共同组成的"农村合作医疗管理委员会"，"农村合作医疗管理委员会"负责组织、协调、管理和指导新农合相关工作。

（3）我国医疗保障服务包技术程序

按照原人力资源和医疗保障部门以及卫生部门关于我国纳入基本医疗保险服务包的规定，服务包所提供的卫生医疗服务应具备三个前提条件：一是临床治疗必需、安全有效并且费用适宜的诊疗项目。根据我国人社部的说明，费用适宜就是要在基金的支付能力范围内，对于诊疗效果相同的情况，基本医疗保险会选择价格较低的。二是已经由物价部门确定了收费标准的项目。三是由医疗保险定点医疗机构提供的医疗服务②。根据《关于建立城镇职工基本医疗保险制度的决定》和《关于确定城镇职工基本医疗保险医疗服务设施范围和支付标准的意见》两个主体文件精神，我国医疗保险服务范围应该是从经济性即医疗费用高低和具体服务项目两个角度来界定的③。这三个条件也就是我国三个主体医疗保险项目服务包的技术标准。

药物目录制定的技术程序相对成熟，分为准备、评审和发布三个阶段。药物目录遴选的主要方法是根据专家法，包括由专家初步筛选目录列表、专业分组讨论、专家最后投票等步骤，专家意见交由领导小组审议后向社会公布。诊疗服务的技术程序就更加简单，主要采用的是基于经验的专家排除法。这一方面是由于我国还没有建立全国统一临床（市场）准入标准，各属地项目品名和物价部门的收费标准都不相同，所以在国家层面尚不满足对诊疗服务全国统一准入的条件，只能采取排除法。虽然中央主管部门鼓励有条件成熟的地区尝试采用准入法制定本地区的目录，但各地的类似实践几乎为零。

根据以上对于我国社会基本医疗保险服务包的评估、遴选原则的介绍可以看出，我国尚没有建立科学的技术评估程序，评选和遴选不够精细，留给卫生医疗

①②③　《人力资源和社会保障部关于城镇职工基本医疗保险诊疗项目管理的意见问答》，http：//www. molss. gov. cn/gb/ywzn/2006 - 02/16/content_106998. htm. ［2011 - 6 - 1］.

服务提供体系自由裁量权较大。同时由于我国尚没有建立统一的临床准入标准和物价标准，造成医疗服务项目的地区间差异较大，对服务包全国统一的评估遴选造成了很大障碍。

9.1.2 我国医疗保障服务包制度环境

自 1998 年我国建立医疗保险制度，至今已建立起"全民医保"体系，待遇水平不断提高，管理机制不断完善。在习近平总书记提出中国特色社会主义进入新时代的背景之下，健康被党中央提到了前所未有的高度，习近平总书记提出"健康中国战略"，将健康作为优先发展战略，提出"没有全民健康，就没有全面小康"。进入新时代，我国的社会经济发展已进入了一个新的时期，我国卫生医疗事业也进入一个新的时期，在这个新的时期，人民对医疗保险的需求以及医疗保险制度所处的宏观、中观和微观环境都发生了深刻变化（申曙光，2017）。

（1）宏观环境

我国属于社会主义初级阶段，虽然我国经济取得的成就有目共睹，但是我国在由计划经济向市场经济转轨过程中收入两极分化严重，二元经济特性明显，仍属于中等发展中国家的水平。虽然近年我国政府在医疗保障方面投入不断提高，但是我们也应该意识到，这种投入的可持续性受到经济发展的制约，应该强化这种投入的理性成分以保障投入的稳定性、连续性和可持续性。党的十九大报告中，习近平总书记提出"适度保障"。在这样的要求下，效仿一些具有代表性的发展中国家在经济约束的情况下，制定有限的服务包来保证医疗资金的合理、科学、有控制的使用是必要的。在社会价值理念方面，经过三十年市场经济改革的摸索，急功近利的思想开始受到广泛的舆论抨击，价值观向社会平等回归，政府接连提出"人人享有"的目标，正是这一价值回归的体现。既然要人人享有基本医疗服务，那么"保多数，保基本"的理念就应该落到实处，不仅仅是名义上将居民纳入社会医疗保险，而且是让广大居民真正在就医时体会到社会医疗保险的作用。"保多数"与"保基本"是相辅相成的，保障的水平与保障面的宽度是相互制约的。在广覆盖的要求下，医疗保险服务包的科学性和精细度就应该加强。同时随着我国公民民主意识的增强，政府通过公正的程序制定政策，向社会广泛征求意见是一个必然的趋势，如果服务包的制定和决策过程仍然是一个黑箱，恐怕很难满足这种趋势的要求。

（2）中观环境

随着我国卫生医疗行业的蓬勃发展和一些制度性缺陷的不断显现，我国医疗费用增长速度很快，致使部分居民特别是贫困人口无力支付就医看病的费用。甚至在 2009 年后我国政府宣布已经实现社会医疗保险全民覆盖后，仍有很大一部分卫生医疗支出需要个人自付，经济负担成为居民获得合理卫生医疗费用的主要障碍之一，这就意味着虽然我国实现了医疗保险的全覆盖，但我国在某种程度上还没有完全实现人人享有基本卫生医疗服务的目标，待遇水平也比较低。我国政府在近年大刀阔斧提高卫生投入的力度，我国的卫生支出在近年持续增加（如图 9－1）。2009 年我国卫生投入占 GDP 比例为 5.13%（《2010 中国卫生统计年鉴》），其中政府的卫生支出占卫生总费用的百分比为 27.2%，相比世界卫生组织对中低收入国家的最低要求 15% 这个基准已经有实质性超越。尤其是对城乡居民保险的投入逐年翻番，已于 2008 年接近医保总筹资的一半，达到 43.88%。卫生投入增加是经济发展的副产物，也是合理的，问题是投入效率。目前投入效率低是为什么？是因为投入仍然不足吗？在我国现阶段，有一个问题逐渐显现。我国新医疗改革以来持续增加卫生医疗领域的财政投入，但被保者的待遇水平提高却不明显。保费的增加和基金支出的增加，没有转化为体系边际效益的增加（待遇水平提高、人口健康改善等），特别是综合健康指标没有明显改善，公共卫生领域一些指标甚至出现了退步的情况。改革开放前，已经得到基本控制的传染病和地方病死灰复燃，与此同时，新的居民健康问题屡屡出现。可以推论，我国卫生投入产出的效率仍有很大的改进空间。

我国尚处于社会主义初级阶段，能够提供的整体卫生资源有限，另一方面，随着社会经济发展、医学进步、人口老龄化加剧，居民对卫生医疗的需求与日俱增，有限资源和无限需求之间的矛盾迫使我国必须优化资源配置和提高投入效率。近年来，在我国保民生、保稳定的大趋势中，"病有所医"的强烈社会要求使医疗保障改革成为一个政府主要推动的社会政策，政府和社会投入不断攀升。同时，作为一个发展中的转型国家，经济的高速发展为我国医疗保障发展提供了一个经济保障和乐观预期，经济的良好态势使医疗改革待遇提高成为现实，但需要注意医疗保险待遇提高不应该是盲目的。同时，由于我国的二元经济结构，城乡的差异甚至城市和农村内部地区间存在显著的贫富差异，这种制度基础的差异限制了一个全国性一刀切的服务包，这就决定了我国的服务包需要分地分治，因地制宜，

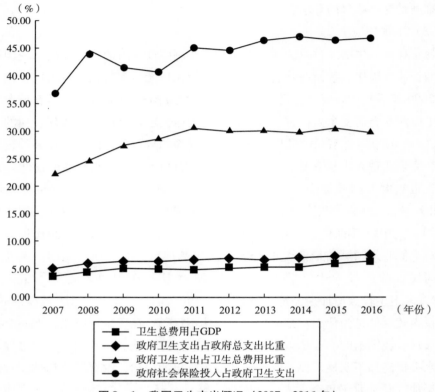

图 9 – 1　我国卫生支出概况（2007～2016 年）

资料来源：《2017 中国统计年鉴》《2017 中国卫生统计年鉴》。

适应不同的经济和社会发展阶段。在历经了计划经济的平均主义和市场经济实施初期的效率优先后，我国正处在社会价值观回归的过程中，平等和效率的平衡成为主流的指导理念，在这样的指导理念下，政治选择和社会经济政策都受到相应影响，只有符合发展规律和社会共识的服务包改革才可能成功。

在卫生组织管理上，我国于 2018 年组建了医疗保障局，整合了分散在卫健和社保等部门的医疗保险管理决策权。2018 年 3 月 13 日上午 9 时，第十三届全国人民代表大会第一次会议在人民大会堂举行第四次全体会议。根据党的十九届三中全会通过的《深化党和国家机构改革方案》，将人力资源和社会保障部的城镇职工和城镇居民基本医疗保险、生育保险职责，国家卫生和计划生育委员会的新型农村合作医疗职责，国家发展和改革委员会的药品和医疗服务价格管理职责，民政部的医疗救助职责整合，组建国家医疗保障局（以下简称"国家医保局"），作为国务院直属机构。

根据中央机构编制委员会办公室公布的《国家医疗保障局职能配置、内设机构和人员编制规定》，国家医保局的主要职责包括：

第一，拟订医疗保险、生育保险、医疗救助等医疗保障制度的法律法规草案、政策、规划和标准，制定部门规章并组织实施。

第二，组织制定并实施医疗保障基金监督管理办法，建立健全医疗保障基金安全防控机制，推进医疗保障基金支付方式改革。

第三，组织制定医疗保障筹资和待遇政策，完善动态调整和区域调剂平衡机制，统筹城乡医疗保障待遇标准，建立健全与筹资水平相适应的待遇调整机制。组织拟订并实施长期护理保险制度改革方案。

第四，组织制定城乡统一的药品、医用耗材、医疗服务项目、医疗服务设施等医保目录和支付标准，建立动态调整机制，制定医保目录准入谈判规则并组织实施。

第五，组织制定药品、医用耗材价格和医疗服务项目、医疗服务设施收费等政策，建立医保支付医药服务价格合理确定和动态调整机制，推动建立市场主导的社会医药服务价格形成机制，建立价格信息监测和信息发布制度。

第六，制定药品、医用耗材的招标采购政策并监督实施，指导药品、医用耗材招标采购平台建设。

第七，制定定点医药机构协议和支付管理办法并组织实施，建立健全医疗保障信用评价体系和信息披露制度，监督管理纳入医保范围内的医疗服务行为和医疗费用，依法查处医疗保障领域违法违规行为。

第八，负责医疗保障经办管理、公共服务体系和信息化建设。组织制定和完善异地就医管理和费用结算政策。建立健全医疗保障关系转移接续制度。开展医疗保障领域国际合作交流。

第九，完成党中央、国务院交办的其他任务。

第十，职能转变。国家医疗保障局应完善统一的城乡居民基本医疗保险制度和大病保险制度，建立健全覆盖全民、城乡统筹的多层次医疗保障体系，不断提高医疗保障水平，确保医保资金合理使用、安全可控，推进医疗、医保、医药"三医联动"改革，更好保障人民群众就医需求、减轻医药费用负担。

第十一，与国家卫生健康委员会的有关职责分工。国家卫生健康委员会、国家医疗保障局等部门在医疗、医保、医药等方面加强制度、政策衔接，建立沟通协商机制，协同推进改革，提高医疗资源使用效率和医疗保障水平。

国家医疗保障局成立具有重要意义。一是完善统一的医疗保险制度，提高保障水平。国家医保局的成立实现了部门管理上的"三保合一"，即城镇职工基本医疗保险、城镇居民基本医疗保险和新型农村合作医疗保险。在国家医保局未成立之前，城镇职工基本医疗保险、城镇居民基本医疗保险是由人力资源和社会保障部医疗保险司管理，新型农村合作医疗保险由国家卫生和计划生育委员会管理，管理部门不统一造成了三大医疗保险管理分散，每种保障的资金筹集、保障待遇、医保目录等各不相同，造成三大保险之间制度不公平和城乡差异。国家医保局的成立标志着"三保合一"，整合了碎片化的医疗保险。除了人社部、卫计委的职责整合之外，国家医保局还整合了民政部的生育保险和医疗救助资金职能，国家发改委的药品（耗材）医疗服务和检查的目录确定、价格管理、采购职能，以及签约定点医药机构、费用支付和服务监管职能，这些长期分散的管理职权得到了统合，能使医保"九龙治水"的问题得到有效改善，解决之前各职能重叠分散导致的部门间互相推诿互相扯皮的问题，并极大地提高行政效力，最大程度发挥社会医保的战略性购买职能。

二是在国家医保局成立之后，我国医疗保障服务包的科学性和整合性将有望得到大幅度改善。在国家医保局的六个内设机构中，医药服务管理司负责拟订医保目录和支付标准，建立动态调整机制，制定医保目录准入谈判规则并组织实施；拟订定点医药机构医保协议和支付管理、异地就医管理办法和结算政策；组织推进医保支付方式改革。组织开展药品医用耗材、医疗技术的经济性评价。医药价格和招标采购司负责拟订药品、医用耗材价格和医疗服务项目、医疗服务设施收费等政策并组织实施建立价格信息监测和信息发布制度；拟订药品、医用耗材的招标采购、配送及结算管理政策并监督实施，推进招标采购平台建设。这些职能都有利于国家医保局全权把握医用耗材招标采购，促进按病种付费与医保支付的改革继续稳步进行。

（3）微观环境

我们再聚焦在健康本身，来看一下我国重点疾病和疾病谱的变化。在我国，慢性非传染性疾病已经代替了急性传染性疾病成为最严峻的疾病负担，慢性传染性疾病已经占据我国80%的死亡率和70%的残疾调整生命年损失（见表9–1，表9–2），而且这种转变的过程比很多高收入国家都要快（Wang et al，2005）。从20世纪60年代后期开始，在我国的一些大城市出现慢性非传染性疾病取代传染性、感染性疾病成为我国人口死亡原因的主导因素。慢性非传染性疾病具有发病率高、病程长、难治愈、致残致死率高、医疗费用高等特点，不仅威胁健康，更造成了一系列社会经济问题，甚至比急性传染性疾病需要更多的社会关注。我国《2013 年卫生统计年鉴》显示我国慢性病发病率从 2003 年到 2013 年的十年间增长了近一倍，慢性病发病率从 123.3‰提高到 245.2‰。2016 年，我国确诊的慢性病患者已超过 2.6 亿人[①]，普遍高于二十国集团的主要成员方[②]。同时，伴随着老龄化，慢性病态势更加严峻，我国老年人中慢性病患病率为 540.3‰，在城市竟高达 789.3‰，年均患病天数为 64 天。目前，我国城乡已经完成疾病模式的流行病学转变[③]，慢性非传染性疾病成为疾病谱[④]上危害我国居民健康的第一主因，形势非常严峻。我们在宏观环境分析中提到，如果医疗保险仅仅是名义上覆盖了居民，居民在日常门诊就医时又无法使用基本医疗保险，医疗保险也没有对提升居民整体健康水平起到针对性作用，那么很难评价一项医疗保险制度是成功的。服务包是这一问题的关键，服务包是医疗保险资源分配的指挥棒，而医疗保障是卫生体系资源分配的指挥棒，试问，如果国家重点疾病问题没有得到医疗保障的充分重视，甚至被排除在医疗保险之外，人群健康状况如何改善？

表 9-1　　　　　　　城市居民主要疾病死亡率及构成（2016）

疾病名称	粗死亡率（1/10 万）			构成（%）			位次		
	合计	男	女	合计	男	女	合计	男	女
传染病（含呼吸道结核）	6.46	9.01	3.85	1.05	1.29	0.73	10	8	10
寄生虫病	0.05	0.05	0.06	0.01	0.01	0.01	17	16	17
恶性肿瘤	160.07	200.97	118.05	26.06	28.73	22.42	1	1	2
血液、造血器官及免疫疾病	1.37	1.40	1.33	0.22	0.20	0.25	15	15	15

① 国家卫计委、疾控中心、中国非处方药物协会、中国保健协会等：《中国自我保健蓝皮书（2015~2016）》。
② 世界银行：《创建健康和谐生活：遏制中国慢性病流行》，2011 年 7 月。
③ 急性传染性疾病（被称为"传统风险"）和慢性非传染性疾病（被称为"现代风险"）重要性的转变被称为疾病谱转变或流行病学转变。
④ 疾病谱是将疾病按其患病率高低而排列的顺序，反映了某一特定时间、特定地区和人群各种疾病的发生频度、疾病的种类和疾病的变动情况，可以用来描述一个国家或特定地区和人群患病状况，分析疾病的流行特点和某些因素与疾病的关系，以获得居民的患病规律，为采取综合防病措施提供依据。

疾病名称	粗死亡率 （1/10 万）			构成 （%）			位次		
	合计	男	女	合计	男	女	合计	男	女
内分泌、营养和代谢疾病	20.43	19.42	21.47	3.33	2.78	4.08	6	6	6
精神障碍	2.72	2.60	2.83	0.44	0.37	0.54	11	11	11
神经系统疾病	7.50	7.63	7.37	1.22	1.09	1.40	8	9	8
心脏病	138.70	142.30	135.00	22.58	20.34	25.64	2	2	1
脑血管疾病	126.41	139.50	112.95	20.58	19.94	21.46	3	3	3
呼吸系统疾病	69.03	79.65	58.12	11.24	11.39	11.04	4	4	4
消化系统疾病	14.05	17.38	10.62	2.29	2.48	2.02	7	7	7
肌肉骨骼和结缔组织疾病	2.25	1.78	2.73	0.37	0.25	0.52	12	13	12
泌尿生殖系统疾病	6.58	7.44	5.69	1.07	1.06	1.08	9	10	9
妊娠、分娩产褥期并发症	0.09	—	0.19	0.02	—	0.04	16	—	16
围生期疾病	1.87	2.24	1.49	0.30	0.32	0.28	13	12	13
先天畸形、变形和染色体异常	1.55	1.74	1.37	0.25	0.25	0.26	14	14	14
损伤和中毒外部原因	37.34	48.12	26.25	6.08	6.88	4.99	5	5	5
诊断不明	2.18	2.92	1.43	0.36	0.42	0.27	—	—	—
其他疾病	6.06	5.03	7.11	0.99	0.72	1.35	—	—	—

资料来源：《2017 年中国统计年鉴》。

表 9 - 2　　　　　我国农村居民主要疾病死亡率和构成（2016）

疾病名称	粗死亡率 （1/10 万）			构成 （%）			位次		
	合计	男	女	合计	男	女	合计	男	女
传染病（含呼吸道结核）	7.76	10.57	4.84	1.14	1.36	0.83	8	8	10
寄生虫病	0.07	0.09	0.05	0.01	0.01	0.01	17	16	17
恶性肿瘤	155.83	199.41	110.45	22.92	25.73	19.02	2	1	3

续表

疾病名称	粗死亡率 (1/10 万)			构成 (%)			位次		
	合计	男	女	合计	男	女	合计	男	女
血液、造血器官及免疫疾病	1.15	1.21	1.10	0.17	0.16	0.19	15	15	15
内分泌营养和代谢疾病	15.72	13.90	17.61	2.31	1.79	3.03	6	7	6
精神障碍	2.85	2.78	2.92	0.42	0.36	0.50	11	11	11
神经系统疾病	7.54	7.43	7.65	1.11	0.96	1.32	9	10	8
心脏病	151.18	154.07	148.17	22.24	19.88	25.52	3	3	1
脑血管疾病	158.15	173.81	141.84	23.26	22.42	24.43	1	2	2
呼吸系统疾病	81.72	90.54	72.54	12.02	11.68	12.49	4	4	4
消化系统疾病	14.31	18.40	10.06	2.11	2.37	1.73	7	6	7
肌肉骨骼和结缔组织疾病	1.68	1.38	1.99	0.25	0.18	0.34	14	14	12
泌尿生殖系统疾病	7.38	8.61	6.10	1.09	1.11	1.05	10	9	9
妊娠分娩产褥期并发症	0.12	—	0.24	0.02	—	0.04	16	—	16
围生期疾病	2.12	2.59	1.63	0.31	0.33	0.28	12	12	13
先天畸形、变性和染色体异常	1.74	1.91	1.56	0.26	0.25	0.27	13	13	14
损伤和中毒外部原因	54.48	72.54	35.68	8.01	9.36	6.15	5	5	5
诊断不明	2.11	2.44	1.76	0.31	0.31	0.30	—	—	—
其他疾病	6.17	4.99	7.40	0.91	0.64	1.27	—	—	—

资料来源:《2017 年中国统计年鉴》。

9.1.3 问题剖析

(1) 我国尚未建立国家诊疗项目目录

城镇职工保险项目的服务包由三类目录构成:药品目录、诊疗服务目录和医疗服务设施标准。其中，药品目录是一个详尽的列表式目录，诊疗项目目录尚属一个排除式的目录。事实上，诊疗项目比药品目录对整个医疗保险支出的影响更大，然而鉴于诊疗项目遴选的难度，以及我国相关制度，如全国统一的市场准入机制、尚不完善的现状，城镇职工基本医疗保险的诊疗项目目录形同虚设，而城乡居民项目仅具备列表式的药品目录。诊疗项目目录的缺位导致我国卫生医疗领域中付费方对诊疗项目基本没有严格规范和管理载体，诊疗服务提供、定价和管理都比较混乱。

（2）现行基本社会医疗保险仍处于粗放式管理阶段

从现行基本社会医疗保险的运行情况来看，即便是比较成熟的城镇职工保险，其管理也仍处于粗放式管理阶段，遴选和评估主要依靠专家法，服务范围比较宽泛，其限定还是主要依靠经济可支付性和起付线、封顶线和共付等财务制度，城乡居民项目的管理就更加不细致了（Docherty，Caoand Wang，2012）。这样的方式是我国计划经济时期公费医疗管理的一项成功经验，其目的主要是为了控制医疗保险基金的收支，在基金可支付的范围内，保障被保险人的医疗需求。这样确定"基本"的内涵效果如何呢？这种做法在表面上符合了"低水平，广覆盖"的原则，只是这样"基本"的内涵是由经济的标准来决定的，而没有将疾病风险、生理意义或其他科学标准引入其中。保障项目（除了药品目录外）是完全放开的，对于诊疗项目遴选仅采取原则性的排除法，是一种敞口式的管理，很不精细，导致医疗卫生投入在无数的诊疗项目中蒸发了。城乡居民项目主要负责住院，而门诊小病基本被排除在医保外，这主要是受到筹资水平限制，但这的确是很多农村和城镇居民就医的障碍，与广覆盖的目标相悖。所以，我们在这里做一个初步的判断：我国基本社会医疗保险保障服务范围的确定方式还是比较粗放的，并没有建立科学合理的标准体系。由此而造成的后果是保险基金的利用率不高，对重点疾病针对性不强，造成医疗资源浪费，加剧了道德风险、国民健康福利的损失（周弘，1998）。

（3）"基本"和"适度"的概念尚未明确

党的十七大报告提出：到2020年，我国要实现"人人享有基本医疗卫生服务"的目标，党的十九大报告中提出"保障适度"。其中，核心词是"适度"二字。隐含的逻辑是政府只可能承担起一定水平的健康需求。从原则上将基本与特殊服务区分是很难的，两类服务的区别涉及价值判断，如去除纹身是一种特殊的医疗，如果纹身引起严重的精神压抑，医生可以认为这是一项基本卫生医疗。再如乳房再造是美容服务，但如若乳腺癌手术后造成严重心理问题，这项服务就可以被视作是必须的。对何谓"适度"定义难度大，导致在操作层面上非常模糊。特别是在我国历史原因所造成的显著城乡差异、地区发展不平衡和不同的医疗保障水平这样一个客观现实背景下，如何面对个体、群体对"基本"的不同理解和诉求，对于"适度"的概念，我国存在几个认识上的误区：一是诊疗是必需的服务吗？用诊疗必需服务排除了不合理的服务，是基本卫生医疗服务的必要条件，但不是充分条件。这里需要明晰个体需求和整体需求的关系。举个例子，对于尿毒症的病患来讲，透析是一种必需的医疗服务，但是否将肾透析界定为基本卫生医疗服务，就要视不同国家/地区的情况而定。当个人必需与资源配置标准、疾病负担等因素产生矛盾时，基本卫生医疗服务应该是遵从整体利益的。二是仅提供经济可支付的服务吗？将成本纳入评估指标是一个正确的方向，也是非常重要的，但将经济可承受能力作为唯一标准将在一定程度上导致基本卫生医疗服务等同于价格低廉、技术水平低的服务，这导致了卫生医疗服务体系的政策与人民健康的需求层次脱节，失去制度存在的意义。三是由指定医疗机构提供服务吗？按照机构层级界定"基本"与否，在一些卫生规划对医疗机构服务种类要求明晰的国家和地区来讲有一定现实意义，如一些国家将基本卫生医疗服务等同于初级诊疗，那么初级诊疗的服务提供体系提供的服务就是基本服务。但这种界定方式对于机构管理和卫生规划有较高的要求，必须以一个科学、有序的服务提供体系作为基础。而这个基础在我国是很薄弱的。

从我国基本医疗保险政策实践方面看，"基本"一直是一个被误解的概念，这也导致具体政策不明朗，实施策略不清晰。虽然理论上我国实行社会基本医疗保险，但实际上基本医疗保险并没有保障基本需求，而且，长期以来"基本"被等同于"经济可负担"。只要没有超过财务支付的上限，都属于"基本服务"。"基本"不应该仅具有经济含义。卫生医疗体系发展至今，实现"人人享有基本服务"不应该仅仅是一个口号或者愿景，"基本"应该作为资源分配的指挥棒，"基本"应该被赋予更多的科学决策的意义。

我国目前社会医疗保险的服务包都排除了门诊服务（个人账户本质上属于个人储蓄，实质上也是个人支付）（李珍，王平，2008）。根据我国卫生部门的统计数据，门诊和住院治疗的服务人次数量比例大致是100∶2，这些日常性病症大约会占到全部门诊量的70%～80%，需求巨大，这是导致我国居民即使参加了社会医疗保险，个人支出仍然巨大的主要原因之一。从图9－2中可以看出，即便在城乡居民医保覆盖率达到90%以上的2008年，个人支出仍然占了卫生费用总支出的40%左右。当然这些门诊小病的风险溢价低，而且需求巨大，可能导致医保基金承担压力增加，但是我们是否可以考虑像泰国那样通过科学的机制遴选出成本效益高的服务项目，特别是预防服务，纳入基本服务包。国内已经有很多学者研究认为，重视预防的做法富有先见，符合循证医学的经验数据，符合我国平衡效率和平等的原则，也符合医疗保险以健康为终极目标的价值取向（李珍、王平，2008）。

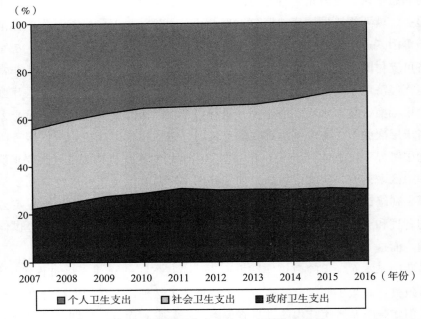

（%）

2007　2008　2009　2010　2011　2012　2013　2014　2015　2016（年份）

■ 个人卫生支出　□ 社会卫生支出　■ 政府卫生支出

图 9 - 2　我国卫生支出构成（2007～2016）

资料来源：《2017 中国卫生统计年鉴》。

（4）相关制度基础尚不完善

第一，我国缺乏全国统一的诊疗服务的疗效评估标准，诊疗服务的临床应用也没有全国统一的规范；第二，诊疗服务收费不统一，成本内涵不一致；第三，医疗服务和药品的品名不规范，CPT4、ICD9 在我国尚未得到广泛使用，导致与很多相关标准成熟的国家没有对话的平台；第四，目前我国全国性市场统一准入机制尚未建立，所以还没有建立全国统一的医疗保险二次准入的基础；第五，循证医学数据质量和充沛性都存在很大缺陷，科学评估仰赖的数据信度存在很大问题；第六，技术评估的技术能力和组织能力都存在很大不足。

9.2　完善我国医疗保障服务包的政策建议

健康权是现代社会最基本的人权，是政府作为的必要领域，多数国家建立了公共医疗保障体系。然而卫生资源是一种稀缺资源，有限的卫生资源和无限的健康需求间存在着永恒的矛盾。所以健康保障政策本质上是一种隐含利益分配的公共选择，这种公共选择的理性精神是政策的生命和灵魂。健康保障政策的专业性和复杂性更突显了理性精神的重要。

在我国，健康保障改革被作为重要的民生改革予以推进，政府承诺"人人享有基本医疗保障"。经过十年医疗改革，我国已基本完成制度性全民覆盖的目标，政府仍然持续地增加投入，提高保障能力。随着改革深化，一些政策问题逐渐凸显：政府责任是否存在边界？政策制定是否应纳入经济考量？这是我国健康保障改革进行到现阶段面临的重要价值判断。同时，政策决策依据应该是什么？如何提高我国健康保障政策的科学性？民众对健康日益增长的需求和政府对健康保障的重视程度迫切要求强化相关政策的"合理性"（rationality）。

9.2.1　明确何谓"基本"，构建一个全国适用的、详细列表式的基本卫生医疗服务包

我们首先来回答何谓"适度"。一般来讲，基本卫生和医疗服务的内涵有广义和狭义之分。无论从概念内涵还是外延的角度，狭义的基本卫生和医疗服务包都比广义的口径要小（表9-3）。对于广义的基本卫生和医疗服务包，"基本"是以居民的健康需要为界定标准的，是无所不包的，凡是居民需要的健康服务，都可以视作是基本卫生和医疗服务。一般包括以下几大类：公共卫生、准公共卫生、基本医疗服务、康复服务、长期护理和大病诊治。部分发达国家的保障范围更广。在筹资上，根据国家医疗保障制度的不同和财政承担能力，存在个人自付部分。在广义的角度，基本卫生和医疗服务经常被当作一个国家卫生体系发展的"愿景"提出，因为即使在福利国家，也存在不同程度的约束和资源利用控制。

狭义基本卫生和医疗服务服务包一般指根据经济社会发展水平和财政负担能

力等情况，由公共筹资（政府财政和社会保险），由初级诊疗服务和部分二级诊疗服务机构面向全民提供的人人平等获得的卫生医疗服务，一般仅包括公共卫生服务、准公共卫生服务、基本医疗服务和基本药物。一是公共卫生服务。主要是指具有公共产品特性的服务项目，服务的对象具有全体性。公共卫生服务是各级政府的主要行政职能之一，筹资渠道也主要是财政。二是准公共卫生服务。准公共卫生服务一般是针对具有强社会效益和外部性的健康问题的服务项目。相对于公共卫生服务，准公共卫生服务一般倾向于个体化。例如，传染病防控、慢性防控和治疗、预防免疫、产前检查、职业病检查等。三是基本医疗服务。主要包括针对一般"常见病、多发病、慢性病"的医疗服务。这些诊疗项目虽然不是公共产品，也不具有外部性，但却是国家主要疾病负担，也直接关系到国民素质和健康水平。在筹资上，政府承担一部分责任，同时要制定原则和标准，明确其他资金渠道。

表 9 - 3 基本卫生医疗服务的广义概念和狭义概念

	广义	狭义
界定原则	根据"需要"	与国家经济、社会发展情况和财政承担能力等外部因素相适应
内容	公共卫生、准公共卫生、基本医疗服务、康复服务、长期护理和大病诊治	一般仅包括公共卫生服务、准公共卫生服务、基本医疗服务和基本药物
筹资	多种筹资渠道，存在个人支付部分	政府主导，公共筹资
服务提供	初级、二级和三级诊疗	初级诊疗和部分二级诊疗

所以，基本卫生和医疗服务的概念不是一个静态的概念，而是动态的概念。这就产生了对于内涵、外延和程序上相对明确，比较好操作的诉求，这就是基本卫生医疗服务包的作用。

我国属于发展中国家，二元经济特征显著，城乡发展不均衡，收入差距较大，目前社会医疗保险项目的待遇水平、管理精细程度相差很大。在我国的现实政策环境中，要基于不同理念，根据不同目标，形成不同的表现形式。在这一点上，我国与泰国的情况类似，泰国的基本卫生服务包内容和组织实施的经验都可以借鉴。这是转型经济过程中暂时的举措，却也是最现实的。

具体而言，建议构建以公共卫生和初级诊疗为主要内涵的基本卫生医疗服务包为基础，其他服务包共存的社会医疗保险服务包体系。可以考虑借鉴世界银行和泰国等发展中国家的经验，制定一个全国适用的、详细列表式的基本卫生医疗服务包，代表我国社会医疗保险服务包的基本水平，作为基础的保障。尤其是对于城乡居民基本医疗保险而言，基本卫生医疗服务包可以作为其保险目录。有鉴于这两个项目目前还是以大病治疗为主，主要目的是缓解因病致贫、因病返贫的社会问题，一个以预防和初级诊疗为主的基本卫生医疗服务包可以作为很好的补充。根据经济发展水平的差异，在中部和西部，基本卫生医疗服务包就可以作为城乡居民基本医疗保险的服务包，东部地区可以根据条件增加保障项目。在具体保障服务范围上，城乡居民保险具有很强的福利性，是对社会弱势群体提供的保障。鉴于其筹资水平和服务能力，可以着重保障公共卫生、准公共卫生、部分基本诊疗服务和基本药物；城镇职工的基本医疗保险根据情况逐步扩大保障范围和水平，考虑康复服务，长期护理和其他药物。

这样做可以同时实现几个目的：第一，我国对于医疗保险的管理仍然以整体费用以及起付线和封顶线等财务机制为主要依据，这些粗放的方式已经无法满足医疗保险管理精细化和科学性的要求。然而，对于庞杂的诊疗服务项目和药物一一做出科学的评估和遴选并不是一蹴而就的，这种期待在短期内并不现实。基本卫生医疗服务包可以作为这一尝试的第一步。基本卫生医疗服务包涵盖的服务种类较少，比较容易把握，而且多数已经有了国际成熟经验可以借鉴。很多中低收入国家已经效仿世界卫生组织和世界银行制定了本国的基本卫生医疗服务包，其内容有很多相似之处。这为我国的工作提供了宝贵的经验。第二，从国际经验来看，基本卫生医疗服务包一般以一些成本效益很好的预防和初级诊疗作为主要内容，这从很大程度上弥补了我国社会医疗保险项目都以保障大病为主所产生的弊端。第三，对规范我国诊疗服务全国统一起到一定推动作用。我国已经建立了基本药物目录，但这只是基本卫生医疗服务包工作的一半，诊疗服务目录应该加快步伐。

城镇职工基本医疗保险可以效仿高收入国家，对现有排除式的保险目录进行完善，加强评估和遴选的科学性，逐步实施全国统一医疗技术评估和医疗保险准入机制。有鉴于目前我国医疗技术的市场准入尚不完善，需要分步骤进行。今后随着有关制度的逐步健全和完善，在适当的时候，城镇职工基本医疗保险的诊疗服务目录也可以效仿英国逐步向优先服务项目准入法和列表式过渡，考虑同时列出城镇职工基本医疗保险排除的项目和予以优先支付的服务项目。此外，对于各属地的自由裁量权要加以限制，在服务数量只可增补不可删减规定的同时，要逐步规范品名、价格和使用规范，并相应调整其筹资方式。

9.2.2 创新我国医疗保障服务包制度的组织治理：培育专业机构，实现各主体协同

对服务包的管理是一种重要的社会管理，并没有最佳的方式。不同国家的卫生管理体系存在很大差别，但一个符合要求、迎合发展趋势的服务包管理制度却有一定的规律可循，即培育专业能力，引入多方参与主体，各主体间形成良性互动和协同，实现治理的灵活性、科学性，尤其是培养公民社会参与能力是各国在社会管理组织治理创新方面的趋势。从国外经验看，无论是怎样的医疗保障模式，专业评估机构都是管理中必不可少的主体。专业评估是服务包科学决策的重要决定因素，采用专业化评估比单纯行政决策更加可能受到公众的认可并得到顺利执行。虽然世界上没有统一的模式，但都无一例外地通过机制安排确保专业机构的独立性、可问责性和透明性。同时一个完整的服务包管理体系包括政府行政部门、专业评估机构和相关公民委员会。

我国行政主导方式的服务包管理体系无法满足服务包的决策和管理专业化的要求，亟须组织治理的创新。这一点上英国的方式最成熟，虽然我国无法一步到位，却可以循序渐进。基于我国现实，服务包管理相关改革应该首先深入认识各种主体的相对优势，确定可能适应我国环境的服务包管理体系，逐步实现服务包组织管理的科学化和人性化。

目前就我国的现实制度基础而言，卫生部和各地的卫生厅局既是政策的制定者，也是卫生管理主体，目前卫生体系内的主要决策和管理还是需要依靠卫生管理部门。基于我国行政管理导向的管理基础，政府卫生管理部门仍然要在一段时间内承担服务包管理的主要责任。同时政府部门要培育专业机构，加强其能力建设，为政府最终决策提供专业支持。在治理方式上，政府和专业机构的关系如何确定，换句话说，专业机构究竟应该达到什么自治程度？这似乎也是一个"环境依赖性"的问题，很明显，在一个政府行政力量很强，而立法等相对较弱的国家或地区，在其他机构能力建设不足，权力基础也不牢固，技术能力上也无法满足服务包的要求的情况下，一味强调专业机构独立于政府行政体系，显然会大大削弱其权威性和效力。我国可以考虑在短期内效仿泰国，在政府行政管理层内部建

立评估小组或者短期项目，直接为行政决策提供专业评估。从中长期来看，英国专业评估机构的治理方式值得借鉴，由立法授权保障其权威性，由国家财政拨款保证独立的、充足的筹资来源。我国可以不断扩大专业小组规模，加强其能力建设，逐渐脱离政府行政管理的影响，独立提供技术评估甚至成为决策主体。

9.2.3　采用科学评估方法和程序，实现决策管理精细化

关于何谓"基本"的问题已说明了健康保障资源会在不同病种、年龄、性别等社会群体之间分配，这种分配必然会产生妥协和利益损失。资源限制下的分配困境是一种必然，但问题是怎样的妥协和损失才合理，这是一个关键的、却始终莫衷一是的价值判断题。经济价值和社会价值是处于竞争关系的主要价值取向。

以经济价值为导向的政策是以效率或效益为核心的，其目标是卫生资源的投入要得到最大化的健康水平改善。而社会价值取向崇尚人道主义、社会平等和公正。这两种价值取向的矛盾无处不在：如当产出可能为零时，临终治疗实施与否，经济价值观会排除临终治疗，因为其产出效果几乎为零，但这却是人道主义所不能接受的。这个问题需要各国根据政治、文化、经济等背景在实践中不断探索。有国家在保障"基本"的同时也为部分重大疾病提供保障，当然也有很多国家仅保障住院服务。多元的实践证明了价值取向的不同。正是有鉴于达成共识的难度，单纯价值理性已不能适应政策科学性的要求，很多国家诉诸于开发科学的技术工具。在技术程序设计上，我国与其他国家一样面临着临床诊疗有效性评估、成本效益的经济性评估和社会价值评估的取舍和判断的问题。目前我国相关制度的现实基础非常薄弱——我国科学的临床有效性评估机制比较滞后，一般采用专家法，成本效益评估和社会价值评估的尝试几乎为零。

成本效益评估等技术工具的开发已经给医疗保障政策的工具理性带来突破性发展。公允地讲，以成本效益为基础的循证政策虽然尚存在漏洞，但却是推动科学决策的有效尝试，对卫生资源的合理配置、费用控制和服务质量提高都有积极作用。暂且不论这是一种技术进步还是人文精神的退步，至少相较主观臆断，循证卫生政策已经在政策理性的路上迈进了一大步。但我国医疗保障乃至整体社会保障政策的工具理性并没有实质发展，政策制定过程中的主观臆断比比皆是。科学决策的循证积累不足，政策工具的滞后已经成为我国治理精细化的障碍，政府应该正视这个问题。虽然国际上政策工具仍然不完善，但技术手段的开发和循证

决策是政府科学执政的必然趋势。同时我们也应该审慎对待国外在片面追求工具理性的道路上出现的问题，那是我们的前车之鉴。为了制定理性的、科学的健康保障政策，政府必须清醒意识到资源限制并科学界定可获得的资源，确立现实的、可持续的价值目标区间并相应整合工具理性，同时通过机制设计实现决策程序的透明和公正。

本书认为，我国应首先从完善基础的循证医学数据开始，逐步用科学的临床有效性评估取代专家法，这是我国实现服务包技术程序科学化的第一步，也是最重要的一步。在科学的诊疗有效性评估的基础上，我国应该考虑学习国际成熟经验，引入成本效益指标来衡量诊疗服务的经济性，弥补粗放式的整体经济预算法导致的各种问题。具体而言，针对药物目录，我国应以强化科学性为主，逐渐引入真正的药物经济学评估和社会价值判断。诊疗服务目录同理，但问题却更加复杂。关于成本效益评估过程中的价值导向问题，本书的建议如下：作为社会基本医疗保险，不能完全从纯经济性进行考量，要充分考虑社会基本医疗保险的本质和作用。因此，虽然从纯经济角度考虑，保障公共卫生、准公共卫生、常见病和慢性非传染性疾病治疗带来的风险溢价小，保障这些服务会导致经济视野内的福利水平下降，但是从政治价值和社会价值角度考虑，如果只保障危重病症，则只有少数人感受到社会保障的优越性，如果能够保障公共卫生、准公共卫生、常见病和慢性非传染性疾病治疗，则广大群众都可以切实得到社会保障的利益，这样有利于增强社会保障安全网、稳定器的作用，减少社会矛盾，增强社会平等性，也符合我国社会基本医疗保险"广覆盖，保基本"的原则。同时，就我国重点疾病来看，慢性疾病已经成为威胁人口健康的重点疾病问题，必须从保险政策上对慢性非传染疾病的诊疗有一定倾斜，类似地，预防类项目被长期排除在保险覆盖的服务范围之外，造成了严重的健康问题和社会损失，必须加以重视。在遴选模型选择上，门槛准入法结合预算约束法更适用于我国，这种具有边际准入特点的方法，可以让我国有空间和时间在零起跑线上均衡、渐进地推动社会医疗保障服务包改革向理性化、精细化、科学化的目标迈进。

我国医疗保障政策自 2003 年以来向"均等"和"公正"等价值观回归，进入民生时代。我国刚刚构建起"人人享有基本公共服务"的体系框架，医疗保障领域的"全民医保"和"基本卫生医疗服务"初具雏形。近年来政府成倍增加对城镇居民和农村居民医疗保险的财政投入并对基层服务体系大力支持，得到了社会舆论的一致好评。这让人欣慰的同时也存在隐忧。在我国发展现阶段，扶持弱势群体，让其有机会分享我国经济发展成果是对我国改革开放 40 年以效率为价值主宰的纠正，无论从何种视角评判，我国政府的价值出发点都是正义的，但对福利刚性和投入效率考虑的欠缺使得这种投入的可持续性和合理性存在潜在风险。虽然我国民生时代刚刚开启，与真正实现保障承诺还有一定差距，相关政策还应该在很长一段时间予以推动，但我们也应该站在起点避免盲目投入，警惕矫枉过正，改变粗放式的投入方式，实现精细化的管理。民生并不是一个华丽的词汇，民生更不应该是盲目投入的保护伞。民生时代更呼唤理性的民生投入、科学的民生投入、有效的民生投入。

中华人民共和国成立后短短几十年的时间，改革开放短短 40 年，近年来在国际嘈杂动荡的环境中，我国政府在多项决策中表现出的从容和沉稳表明政府在施政、执政上日益成熟和理性，为民众树立了信心。在社会保障政策问题上，无论我国追求普惠制的福利承诺还是坚持"责权对等"的保障秩序，无论是通过补缺式的二次分配还是通过提供机会平等来达成社会公正，无论平等和效率如何平衡，政府都需要进一步挖掘和明确价值理性的理论渊源和社会基础，完善并借助科学工具使政策进一步理性化。理性的保障政策才是民生的希望。

参 考 文 献

中文文献：

1. 埃莉诺·奥斯特罗姆：《公共事务的治理之道：集体行动制度的演进》，毛寿龙译，上海三联出版社 2000 年版。

2. 埃斯平·安德森：《福利资本主义的三个世界》，商务印书馆 2010 年版。

3. 保罗·皮尔逊：《应付永久性紧缩：富裕民主社会中的福利制度调整》，保罗·皮尔逊：《福利制度的新政治学》，商务印书馆 2004 年版。

4. 彼得·豪尔，罗斯玛丽·泰勒：《政治科学与三个新制度主义流派》，何俊志，任军锋等译，《新制度主义政治学译文精选》，天津人民出版社 2007 年版。

5. 曹琦，王虎峰：《美国新医改：根由、路径及实质》，载于《中共中央党校学报》2010 年第 14 卷第 3 期。

6. 曹琦，王虎峰：《英国临床诊疗规范：制定程序和执行机制》，载于《中华医院管理》杂志，2011 年第 27 卷第 12 期。

7. 曹琦：《健康保障政策的价值理性和工具理性》，载于《中国行政管理》2013 年第 4 期。

8. 曹琦，崔兆涵：《我国卫生政策范式演变和新趋势：基于政策文本的分析》，载于《中国行政管理》2018 年第 9 期。

9. 黛安·K. 莫齐：《东盟国家政治》，中国社会科学出版社 1990 年版。

10. 邓念国：《西方国家社会保障的民营化：新制度主义的视角》，知识产权出版社 2009 年版。

11. 戴维·奥斯本，特德盖·希勒：《改革政府——企业精神如何改革公营部门》，周敦仁等译，上海译文出版社 1996 年版。

12. 董克用，孙博：《社会保障概念再思考》，载于《社会保障研究》2011 年第 5 期。

13. 恩格斯：《英国状况：十八世纪》，人民出版社 1956 年版。

14. 方江海、陈朋：《英国政治制度的特点及其政治文化渊源》，载于《重庆工学院学报》2006 年 9 月。

15. 何俊志：《结构、历史与行为——历史制度主义对政治科学的重构》，复旦大学出版社 2004 年版。

16. 华中科技大学，卫生部卫生政策法规司，卫生部卫生经济研究所课题组，中国卫生政策支持项目，《国民基本卫生服务中基本医疗服务的提供》，2007 年。

17. 胡善联：《循证卫生决策研究方法介绍》，载于《中国循证医学杂志》2007 年第 7 卷第 2 期。

18. 孙光德，董克用：《社会保障概论》，中国人民大学出版社 1999 年版。

19. 加布里埃尔·阿尔蒙德，西德尼·维巴：《公民文化——五个国家的政治态度和民主制》，徐湘林译，东方出版社 2008 年版。

20. 李幼平等：《卫生技术评估与医疗保险》，载于《华西医学》2002 年第 2 卷第 1 期。

21. 李珍：《社会保障理论（第二版）》，中国劳动社会保障出版社 2007 年版。

22. 李珍，王平：《新型农村合作医疗的保障困境》，载于《南风窗》2008 年第 1 期。

23. 李军，杨国忠：《医学技术评估及其展望》，载于《中国卫生事业管理》2001 年第 8 期，总第 158 期。

24. 刘小兵：《对中国基本医疗保险范畴界定的再研究》，载于《财经研究》2002 年第 28 卷第 11 期。

25. 罗伯特·基欧汉，约瑟夫·奈合：《权力与相互依赖》，门洪华译，北京大学出版社 2002 年版。

26. 石光，雷海潮，钟东波：《墨西哥卫生保健体制及其改革概况（1）》，载于《中国卫生资源》2009 年 3 月。

27. 默里·亨特：《英国的宪政与政府契约化》，迈克尔·塔克特主编：《行政法的范围》，金自宁译，中国人民大学出版社 2006 年版。

28. 任一雄：《东亚模式中的威权政治：泰国个案研究》，北京大学出版社 2002 年版。

29. 王虎峰：《我国社会医疗保险的功能使命定位与未来发展》，中国劳动保障新闻网。

30. 魏开琼:《从行动者中心的制度主义分析框架看公共政策的制定——以我国台湾地区"性别工作平等法"为例》,载于《中华女子学院学报》2011年第4期。

31. 文森特·奥斯特罗姆:《美国公共行政的思想危机》,毛寿龙译,三联书店1999年版。

32. 王娜娜,杜娜:《浅析英国的政治文化的特点》,载于《中国商界》(下半月刊) 2008年第5期。

33. 王小丽:《泰国政治、社会文化制度的两难选择——兼析危机后经济持久不能复苏的原因》,载于《玉溪师范学院学报》2006年第2期。

34. 徐延辉:《福利国家的风险及其产生的根源》,载于《政治学研究》2004年第1期。

35. 杨莉等:《国外基本卫生服务内涵、服务包与遴选原则研究》,载于《中国循证医学杂志》2009年第9卷第6期。

36. 余凌云:《行政法上的假契约现象——以警察法上各类责任书为考察对象》,载于《法学研究》2001年第5期。

37. 张子超:《社会契约理论视角下的西方福利国家》,华中科技大学2008年硕士毕业论文。

38. 中国基本卫生服务及国家基本卫生服务包课题组、天津市医学科学技术信息研究所、天津市卫生局、卫生部统计信息中心:《中国基本卫生服务及国家基本卫生服务包研究》2007年。

英文文献:

1. Adam Kozlerklewlcz, Wojciech Trabka, Artur Romaszewski, Kraysztof Gajda, Daelusz Gllewski. Definition of the "Health Benefit Basket" in Poland. European Journal Health Economics, 6, supplement 1, 2005, pp. 58 –65.

2. Afghanistan Research and Evaluation Unit. A guide to Government Functioning outside of Kabul: Early Observations Based on Missions to Herat and Faryab. World Bank, Working Draft, March 13, 2003.

3. Alliance for Health Reform, Comparative Effectiveness: Better Value for the Money, August, 2008.

4. Alan M. Garber. Cost – Effectiveness and Evidence Evaluation as Criteria for Coverage Policy. Health Affairs, May 19, 2004, w4 –284.

5. Almeida C., Chagastele P., Barbosa S. A priority-setting methodology for an

institutional programme of research for health service technology development and innovation. Global Forum for Health Research Forum 8, Mexico, November 2004.

6. Anupam B. Jena and Tomas Philipson. Cost – Effectiveness as a Price Control. Health Affairs, 26 (3), 2007, pp. 696 – 703.

7. Ari Hoffman and Steven D. Pearson. 'Marginal Medicine': Targeting Comparative Effectiveness Research to Reduce Waste A new way of defining "waste" in health care places some treatments in the category of "marginal medicine" —where benefit is not always worth the risk or cost. Health Affairs, 28 (4), 2009, pp. 710 – 718.

8. Barzel, Y. The Market for a Semipublic Good: The Case of the American Economic Review, The American Economic Review, 61 (4), 1969, pp. 665 – 674.

9. Bellanger MM. Cherilova V. The health benefit basket in France. Eur J Health Econ, 6 (Suppl 1), 2005, pp. 24 – 29.

10. Bernfort L. Decisions on inclusion in the Swedish basic health care package roles of cost-effectiveness and need. Health Care Analysis, 11 (4), 2003, pp. 301 – 308. Bohmer, R. 2010. Fixing Health Care on the Front Lines. Harvard Business Review, 88, 2010, pp. 63 – 69.

11. Bilde, L. Anni Ankjaer – Hensen, Bent Danneskiold – Samsoe and Karen Kramhoft. Health Basket Project: The Health Benefit Basket in Benmark, A description of benefits, entitlements, actors, and decision-making processes in the Danish Health sector, The European Journal of Health Economics, 6, Supplement 1, Eu-contact No. SP 21 – 2004 – 501588, 2005.

12. Birch S. Donaldson C: Valuing the benefits and costs of health care programmes: where's the 'extra' in extra-welfarism? Social Science & Medicine, 56 (5), 2003, pp. 1121 – 1133.

13. Bobadilla J. L, Cowley P., Musgrove P., Saxenian H. Design, content and finding of an essential national package of health services. Bulletin of the World Health Organization, 72, 1994, 653 – 662.

14. Busse R. Health care systems in eight countries: trends and challenges. European Observatory on Health Care Systems, London, 2002.

15. Busse R., Stargardt T., Schreyoog J. Determining the Health Benefit Basket of the statutory health insurance scheme in Germany. Eur J Health Econom, 6 (Suppl 1),

2005，pp. 30 – 36.

16. Busse，R.，Tom Stargardt，Jonas Schreyogg，Claudia Simon，Martia Martin. Health Basket Project：Benefit report Germany，Eu-contact No. SP 21 – 2004 – 501588，The European Journal of Health Economics，6，Supplement 1，2005.

17. Buchanan，J. M. An Economic Theory of Clubs，Economica，32（125），1965，pp. 1 – 14.

18. Bronzino JD，Smith VH，Wade ML. Medical technology and society：An interdisciplinary perspective. Massachusetts：MIT Press，1990.

19. Cao，Q.，Leiyu Shi，Hufeng Wang，Keyong Dong. Health insurance in China：current status and challenges. International Journal of Health Services，42（2），2012，pp. 177 – 195.

20. Cao Q. Mary Docherty，Hufeng Wang Social values and health priority setting in China，the way to a universal coverage of essential healthcare services，Journal of Health Organization and Management（Special issue），2012.

21. Chalkidou，K. Comparative Effectiveness Research and Evidence – Based Health Policy：Experience from Four Countries，The Milbank Quarterly，87（2），2009，pp. 339 – 367.

22. Chalkidou，K. The roles of NICE in the UK，presented at Conference on Medicine and Health Technology Appraisal and Approval，2009. 7. 18.

23. Chernichovsky D.，Chinitz D. The political economy of health system reform in Israel. Health Economics，4（2），1995，pp. 127 – 141.

24. Chernew，E. M.，Allison B. Rosen，and A. Mark Fendrick. Value – Based Insurance Design. Health Affairs，26（2），2007，pp. 195 – 203.

25. Chuengsatiansup K，Mooksong C. Historical of medicine and public health in Thailand. Bangkok：Society and Health Institute，2005.

26. Chukwuani CM. A baseline survey of the Primary Healthcare System in South Eastern Nigeria. Health Policy，77，2006，pp. 182 – 201.

27. Cochrane，A. L.，Effectiveness and Efficiency，London：The Nuffield Provincial Hospitals Trust，1972.

28. Corens D. Health system review：Belgium. Health Systems in Transition，9（2），2007，pp. 1 – 172.

29. Craig, Richard Rawlings. Law and Administration in Europe: Essays in Honour of Carol Harlow, Oxford University Press, 2003, pp. 124 – 136.

30. Denhardt, B. R., Janet V. Denhardt. The New Public Service: Serving Rather Than Steering, Public Administration Review, 60 (6), 2000.

31. Department for International Development Health Systems Resource Centre. Peru Country Health Briefing Paper. Dfid, 1999.

32. Department of Health. National Service Framework for Mental Health: Modern Standards and Service Models, Department of Health, London, 2000, http://www. dh. gov. uk/assetRoot/04/07/73/09/04077209. pdf.

33. Department of Health (2000) The NHS Plan: a plan for investment, a plan for reform, The Stationery Office Limited, London.

34. http://www. d. gov. uk/assetRoot/04/05/57/26/04057526. pdf.

35. Department of Health. The NHS Plan: a plan for investment, a plan for reform. HMSO, London, 2000.

36. Department of Health. "Choosing Health: making healthy choices easier", The stationery office, 2004 London. http://www. dh. gov. uk/PublicationsAndStatistics/Publications/PublicationsPolicyAndGuidance/PublicationsPolicyandGuidanceArtical/fs/en? CONTENT_ID = 4094550&chk = aN5Cor.

37. Department of Health, 2003. Delivering Investment in General Practice: implementing the new GMS contract. http://www. dh. gov. uk/PublicationsAndStatistics/Publications/PublicationsPolicyAndGuidance/PublicationsPolicyAndGuidanceArtical/fs/en? CONTENT ID = 4070242&chk = tokzna.

38. Department of Health, 2000, http://www. dh. gov. uk/home/fs/en.

39. Division of Health Planning and Information. National Health Policy. Ministry of Health, October, 2003.

40. Dong. Keyong Medical Insurance System Evolution in China, China Economic Review, 20, 2009, pp. 591 – 597, doi: 10. 1016/j. chieco. 2009. 05. 011.

41. Dolan P., Shaw R., Tsuchiya A. Williams A: QALY maximization and people's preferences: a methodological review of the literature. Health Econ, 2005, 14 (2), pp. 197 – 208.

42. Donald S. Shepard and Mark S. Thompson. First Principles of Cost – Effective-

ness Analysis in Health. Public Health Reports （1974 – ）, 94 （6） （Nov. – Dec. , 1979）, pp. 535 – 543.

43. Drummond M. , Sculpher M. Common methodological flaws in economic evaluations. Med Care, 43 （7Suppl）, 2005, pp. 5 – 14.

44. Drummond MF, O'Brien B, Stoddart GL, Torrance GW. Methods for the Economic Evaluation of Health Care Programs, Second Edition. Oxford: Oxford University Press, 1997.

45. Elly A. Stolk, Frans F. H. Rutten. The Health Benefit Basket in the Netherlands, European Journal of Health Economics, Supplement 1, 6, 2005, pp. 53 – 57.

46. Ensor T. , Ali L. , Hossain A. , et al. Projecting the cost of essential services in Bangladesh. Nt J Health Plann Mgmt, 18, 2003, pp. 137 – 149.

47. Entwistle, V. A. , Watt, I. S. , Bradbury, R. , and Pehl, L. J. Media coverage of the Child B case. BMJ, 312, 1996, pp. 1587 – 1591.

48. Faramnuayphol P. , Ekachampaka P. , Taverat R. , et al. Health service systems in Thailand. In: Wibulpolprasert S, ed. Thailand Health Profile 2005 – 2007. Nonthaburi, Thailand: The Ministry of Public Health, 2007.

49. Farnham, D. and Horton, S. Managing the New Public Service, 2nd ed. , London, Macmillan Press, 1996.

50. Feilden R. Assessment of the health system in Nepal with a special focus on immunization. 2001. www. uncief. com.

51. Figueras J. Health care systems in transition Belarus. World Health Organization Regional Office for Europe, 1997.

52. Freedland, M. Government by contract Re-examined—Some Functional Issues, in Paul.

53. Gauld R. Health care rationing policy in New Zealand: development and lessons. Social Policy & Society, 3 （3）, 2004, pp. 235 – 242.

54. Ministry of Health of Italy. The Italian National Health Service. 1999.

55. Charles C. Medical necessity in Canadian health policy: four meanings and a funeral? The Milbank Quarterly, 75 （3）, 1997, pp. 365 – 394.

56. Health-care decision-making processes in Latin America: problems and prospects for the use of economic evaluation. Int J Technol Assess Health Care. 21 （1）,

2005, pp. 1 – 14.

57. Iglesias C. P., Drummond M. F., Rovira J. NEVALAT Project Group. Drummond M, Jonsson B, Rutten F. The role of economic evaluation in the pricing and reimbursement of medicines. Health Policy, 40 (3), 1997, pp. 199 – 215.

58. Garber, A. M. Can Technology Assessment control health spending? Health Affairs, 1994.

59. Government of Rwanda. Health Sector Policy. Feb, 2005.

60. Graf von der Schulenburg J. M. and C. Hoffmann. Review of European Guidelines for Economic Evaluation of Medical Technologies and Pharmaceuticals. Health Economics in Prevention and Care, 1 (1), 2000, pp. 2 – 8.

61. Ginsburg, E. M., Cost – Effectiveness: Will The Public Buy It Or Balk? Health Affairs, W 4 – 29819, 2004.

62. Ginsburg, E. M. Susan Dorr Goold, and Marion Danis, (De) constructing 'Basic' Benefits: Citizens Define The Limits Of Coverage, Health Affairs, 25 (6), 2006, pp. 1648 – 1655.

63. Haddix, A. C. S. M. Teutsch, P. S. Corso (editors). Prevention Effectiveness: A Guide to Decision Analysis and Economic Evaluation: Second Edition.

64. Hall, P. and Rosemary Taylor, Political Science and the Three New Institutionalisms, Political Studies, XLIV, 1996, pp. 936 – 957.

65. Ham C. Priority setting in health care: learning from international experience. Health Policy, 1997, pp. 49 – 68.

66. Ham, C. Priority Setting in Health. In Anonymous Health policy and systems development: An agenda for research, 1996.

67. Harden, I. The Contracting State, Open University Press, 1992.

68. Hardin, G. The Tragedy of the Commons Science, 162 (3859), 1968, pp. 1243 – 1248.

69. Harris J. It's not NICE to discriminate. J Med Ethics, 31, 2005, P. 373.

70. Haudemaekers R, Dekkers W Justice and solidarity in priority setting in health care. Health care Anal, 11 (4), 2003, pp. 325 – 343.

71. Harris A., Buxton M., O'Brien B., Rutten F. Drummond M: Using economic evidence in reimbursement decisions for health technologies: experience of 4

countries. Expert Review of Pharmacoeconomics & Outcomes Research, 1 (1), 2001, pp. 7 – 12.

72. Henk A. M. Have J. T. Choosing core health services in the Netherlands. Health Care Analysis, I, 1993, pp. 43 – 47.

73. Hlavacka S. R. , Riesberg A. Health Care Systems in Transition: Slovakia. WHO Regional Office for Europe on behalf of the European Observatory on Health Systems and Policies, 6 (10), 2004.

74. Holm S. The second phase of priority setting. Goodbye to simple solutions. Br Med J, 317 (7164), 2000, pp. 1000 – 1002.

75. Hotchkiss D. , Piccinino L. Primary health care reform in Albania: findings from an impact assessment of a pilot project. Abt Associates Inc. June 2005.

76. Institute for Health and Clinical Excellence (NICE). 2007. NICE Code of Practice: Conflict of Interests Policy. London.

77. Kapiriri L. , Norheim O. F. , Heggenhougen K. Using the burden of disease information for health planning in developing countries: experiences from Uganda. Soc Sci Med, 56 (12), 2003a, pp. 2433 – 2441.

78. Kapiriri L. , Norheim O. F. , Heggenhougen K. Public participation in health planning and priority setting at the district level in Uganda. Health policy plan, 18 (2), 2003b, pp. 205 – 213.

79. Kapiriri L. , Arnesen T. , Norheim O. F. Is cost-effectiveness analysis preferred to severity of diseaseas the main guiding principle in priority setting in resource poor settings? The case of Uganda. Cost Effectiveness Resour Allocation, 2 (1), 2004, pp. 1 – 11.

80. Kapiriri L. , Norheim O. F. Criteria for priority setting in health care in Uganda: exploration of stakeholders' values. Bull World Health Organ, 82, 2004, pp. 172 – 179.

81. Loewy E. L. [letter]. Cost should not be a factor in medical care. New England journal of medicine, 302, 1980, P. 697.

82. Kesselheim, A. S. What's the appeal? Trying to control managed care medical necessity decision-making through a system of external appeals. University of Pennsylvania Law Review, 149, 2001, pp. 873 – 920.

83. Khosa, S. Neil Söderlund and Enoch Peprah. An essential package for hospital

services: a review of international experience with reference to South Africa, Centre for Health Policy Department of Community Health, University of the Witwatersrand, Monograph No. 50, Published September, 1997.

84. Khosa, S. Neil Söderlund, Enoch Peprah. An essential package of hospital services: a review of international experience with reference to South Africa, Centre for Health Policy, Department of Community Health, University of the Witwatersrand, Published September, 1997, ISBN 1 - 86838 - 189 - 7.

85. Knippenberg R. Implementation of the Bamako initiative: strategies in Benin and guinea. International Journal of Health Planning and Management, 12, 1997, pp. 11 - 19.

86. Kozierkiewicz A. , Trabka W. , Romaszewski A. Definition of the "Health Benefit Basket" in Poland. Eur J Health Econom, 6 (Suppl 1), 2005, pp. 58 - 65.

87. Kulzhanov M. , Healy J. Health care systems in Transition. European Observatory on Health Care Systems, 1999.

88. Lecours A. , Theorizing Cultural Identities: historical institutionalism as a challenge to the culturists, Camadian Journal of Political Science, 3, 2000, pp. 1 - 30.

89. Lekhan V. , Rudiy O. , Nolt E. Health Care Systems in Transtion: Ukraine. Copenhagen, WHO Regional Office for Europe on behalf of the European Observatory on Health Systems and Policies, 2004, 6 (7), pp. 1 - 123.

90. Mahfouz A. A. , Abdelmoneim I. , Khan M. Y. Primary health care emergency services in Abha district of southwestern Saudi Arabia. Eastern Mediterranean Health Journal, 13 (1), 2007, P. 103.

91. Martine M. Bellanger, Veneta Cherllova, Valerle Paris. The Health Benefit Basket in France. European Journal of Health Economics, 6, Supplement 1, 2005, pp. 24 - 29. DOI 10. 1007/s10198 - 005 - 0315 - 0.

92. Maxwell, R. J. Why rationing is on the agenda. British Medical Bulletin51, 1995, pp. 761 - 768.

93. Mayhew S. H. Sexual and reproductive health: challenges for priority-setting in Ghana's health reforms. Health Policy and Planning, 19 (Suppl 1), 2004, pp. 50 - 61.

94. Maynard, A. and Bloor, K. Reforming the Consultant Contract again, BMJ, 329 (7472), 2004, pp. 929 – 930.

95. "Medicare Program: Establishment of the Medicare Coverage Advisory Committee and Request for Nominations for Members," Federal Register 63, No. 239 (14 December 1998): 68780.

96. "Medicare Program: Criteria and Procedures for Making Medical Services Coverage Decisions That Relate to Health Care Technology," Federal Register 54, no. 30 (30 January 1989): 4302 ¨ C4318; and "Medicare Program: Procedures for Medical Services Coverage Decisions; Request for Comments," Federal Register 52, No. 82 (29 April 1987): 15560 – 5563.

97. "Medicare Program: Procedures" (1999).

98. Rawlins, D. M. and Anthony Culyer, National Institute for Clinical Excellence and its value judgment, BMJ, 329, 24t July 2004.

99. Michael F. Drummond, Greg L. Stoddart, George W. Torrance. Methords for the Economics Evaluation of Health Care Programs. Oxford: Oxford University Press.

100. Ministry of Health Government of Ethiopia. Essential Health Service Package for Ethiopia. July 2005.

101. Muller M. Establishment of essential primary health care services in the DRC. World Health Organization Project Proposal, July 2005.

102. Mueller D. H. , Lungu D. , Acharya A. , Palmer N. Constraints to Implementing the Essential Health Package in Malawi. PLoS ONE 6 (6): e20741, 2011, doi: 10. 1371/journal. pone. 0020741.

103. Montgomery. health care law, Oxford University press, oxford, Department of Health, 2000, http://www. dh. gov. uk/home/fs/en, Newdick, 2005, P. 80.

104. Montgomery, J. Health Care Law, Oxford, Oxford University Press, 2003.

105. Montgomery. health care law, oxford university press, oxford.

106. Morreim, E. H. The futility of medical necessity. Regulation, 24, 2001, pp. 22 – 26.

107. Mwabu G. , Noumba I. , Gesami R. , et al. Health service provision and health status in Africa: the case of Kenya and Cameroon. Revised version of a paper presented at the Global Development Network (GDN) Conference, Prague, Czech Repub-

lic，April 2002.

108. New B. The Rationing Debate：Defi ning a package of healthcare services the NHS is responsible for the case for. BMJ，314，1997，P. 498.

109. Neumann P. Using cost-effectiveness analysis to improve health care：opportunities and barriers Oxford：Oxford University Press，2005.

110. Newdick，C. Evaluating new health technology in the English National Health Service. In Jost，T. S.（eds）Health care coverage determinations：an international comparative study，Open University Press，Maidenhead.

111. Newdick，C. Who should we treat? Rights，rationing and resources in the NHS，Oxford，Oxford University Press，2005，pp. 105 – 107.

112. "Notice：Medicare Program"（2003）；"Medicare Coverage Policy – Coverage Process：Criteria for Making Coverage Decisions，" Federal Register 65，No. 95（16 May 2000）；GAO，Medicare：Divided Authority and Foote，"Focus on Locus."

113. "Notice：Medicare Program；Revised Process for Making Medicare National Coverage Determinations，" Federal Register 68，No. 187（26 September 2003）；and GAO，Medicare：Divided Authority.

114. Normand，C. and Weber，A. Social Health Insurance. WHO & ILO，Geneva，1994.

115. Office of the National Economic and Social Development Board. Poverty and income distribution. Bangkok：Office of the National Economic and Social Development Board.

116. Orgil B. Costing the Mongolian essential health care package. Ministry of Health，Mongolia Asian Development Bank，Nov，2005.

117. Pan American Health Organization，Organization and management of health systems and services division of health systems and services development. Health systems and services profile of Suriname. 1st Edition，June 2002.

118. Pan American Health Organization. Health in the Americas，1998 Edition. Washington，D. C.：Paho.

119. Pannarunothai S. Universal healthcare coverage in Thailand：financial feasibility. Bulletin of Medical Council，30，2001，pp. 124 – 139.

120. Pear, R. "Medicare to Weigh Cost as a Factor in Reimbursement," New York Times, 21 April 1991; and "Medicare Program: Procedures for Making National Coverage Decisions," Federal Register 64, No. 80 (27 April 1999): 22619 – 22625.

121. Peters, G. B. Institutional theory in political science: the new institutionalism, London and New York: Wellington Horse, 1999, P. 65.

122. Pierre – Louis, M. A. Public health in the Middle East and North Africa. Meeting the challenges of the twenty-first century. World Bank, 2004.

123. Pierson, P. and Theda Skocpol, Historical Institutionalism in Contemporary Political Science, Paper prepared for presentation as American Political Science Association Meetings, Washington, D. C. August 30th – September 2nd, 2000.

124. Pierson, P. Increasing Ret Urn, Path Dependency and the study of Politics, American Political Science Review, 94 (2), 2000, pp. 251 – 267.

125. Pinkerton S. D. , Johnson – Masotti A. P. , Derse A. Layde PM: Ethical issues in cost-effectiveness analysis. Evaluation and Program Planning25 (1), 2002, pp. 71 – 83.

126. Pollitt C. Joined up Government: A Survey, Political Studies Review, 1 (1), 2003.

127. Prakongsai P. , Patcharanarumol W. , Tisayatikom K. , Tangcharoensathien V. 2002. Capitation rate of the Universal Healthcare Coverage for the fiscal year 2546. Journal of Health Sciences11, 2002, pp. 599 – 613.

128. Ranson, K. M. and Sara C Bennett. Priority setting and health policy and system research. Health Research Policy and System, 2009, pp. 7 – 27.

129. Rawattananon Y. , Russell S. The greatest happiness of the greatest number? Policy actors' perspectives on the limits of economic evaluation as a tool for informing health care coverage decisions in Thailand, BMC Health Serv Res. 2008 (8), P. 197.

130. Rawlins, M. D. and A. J. Culyer. National Institute for Clinical Excellence and Its Value Judgements. British Medical Journal. 329, 2004. pp. 224 – 227.

131. Reich, S. The four Faces of Institutionalism: Public Policy and A Pluralistic Perspective, International Journal of Policy and Administration, 13 (4), 2000, pp. 501 – 522.

132. Reinhardt, R. Theories of Public Organization, 2ndedition. CA: Broooks/

Cole. 1993.

133. Resolution WHA58. 33. Sustainable health financing, universal coverage and social health insurance. In: Fifty-eighth World Health Assembly, Geneva, 16 – 25 May 2005. Geneva, World Health Organization, 2005. http://apps. who. int/gb/eb-wha/pdf_files/WHA58/WHA58_33 – en. pdf, accessed 23 June 2010.

134. Roberts, J. R. A history of health insurance in the US and Colorado. Denver, CO: University of Denver, Center for Colorado's Economic Future, 2009.

135. Robbins, L. The Nature and Significance of Economic Science, London: Macmillan, 1932, P. 15.

136. Russel M. Applying DALY to assessing national health insurance performance: the relationship between the national health insurance expenditures and the burden of disease measures in Iran. Int J Health Plann Mgmt, 2005, 20, pp. 89 – 98.

137. Saha, S., Thomas J. Hoerger, Michael P. Pignone, Steven M. Teutsch, Mark Helfand, Jeanne S. Mandelblatt. The Art and Science of Incorporating Cost Effectiveness into Evidence – Based Recommendations for Clinical Preventive Services. Am J Prev Med, 20 (3S), 2001.

138. Saha, S., Darren D. Coffman, and Ariel K. Smits, Giving Teeth to Comparative – Effectiveness Research – The Oregon Experience, New England Journal of Med. 362 (7), 2010, e18.

139. Samuelson, P. A. The Pure Theory of Public Expenditure,? The Review of Economics and Statistics, Vol. 36, No. 4, 1954, pp. 387 – 389.

140. Samuelson, P. A. Diagrammatic Ex position of a Theory of Public Expenditure, The Review of Economics and Statistics, 37 (4), 1955, pp. 350 – 356.

141. Schreyog J., T. Stargardt, M. Velasco – Garrido, R. Busse. Defining the "Health Benefit Basket" in nine European countries. Euro J Health Econ [Suppl 1] 6, 2005, 2 – 10. DOI 10. 1007/s10198 – 005 – 0312 – 3.

142. Secretary of State for Health: "The National Health Service (Functions of strategic health Authorities and Primary care trusts and administration arrangements) (England) Regulations 2002 (S. I 2002/2375) The Stationary Office, London. ", 2002. Http://hmso. gov. uk/si/si2002/20022375. htm.

143. Secretary of State for Health: Health and Social Care (Community Health

and Standards) Act 2003. The Stationery Office Limited, London. http: //www. legislation. hmso. gov. uk/acts/acts2003/20030043. htm#aofs.

144. Secretary of State for Health, 2001. National Health Service Act 1977: Directions to Health Authorities, Primary Care Trust and NHS Trusts in England' The Stationery Office Limited, London.

145. Shi, Leiyu & Douglas Singh Delivering health Care in America: A system Approach (3rd ed), 2004, Sudbury: Jones and Bartlett Publisher, Inc Chapter 5Medical Technology assessment.

146. Siamwalla A. Implementing universal health insurance. Bangkok: Desire publisher.

147. Social security Amendments, Sec. 1862, 1965.

148. Stevens, A. Health Technology Appraisals by NICE, presented at Conference on Medicine and Health Technology Appraisal and Approval, 2009. 7. 18.

149. Stolk E. A. , Brouwer W. B. , Busschbach JJ: Rationalizing rationing: economic and other considerations in the debate about funding of Viagra. Health Policy, 59 (1), 2002, pp. 53 – 63.

150. Stryer, D. B. , and C. M. Clancy. Practical Clinical Trials: Increasing the Value of Clinical Research for Decision Making in Clinical and Health Policy. Journal of the American Medical Association, 290 (16), 2003, pp. 24 – 32.

151. Tangcharoensathien V. , Teerawattananon Y. , Prakongsai P. Budget for universal healthcare coverage: how was the 1, 202 Baht capitation rate derived? Journal of Health Sciences, 10, 2001b, pp. 381 – 390.

152. Tangcharoensathien V. , Harnvoravongchai P. , Pitayarangsarit S. , Kasemsup V. Health impacts of rapid economic changes in Thailand. Soc Sci Med, 51, 2000, pp. 789 – 807.

153. Tangcharoensathien V. , Vasavit J. National health accounts in Thailand: 1994 – 2001. Nonthaburi: International Health Policy Program; 2004.

154. Tangcharoensathien V. , Teerawattananon Y. , Kasemsup V. , Mukem S. The policy analysis of renal replacement therapy for end stage renal disease patients in basic care package of universal health insurance in Thailand. The Thai Medical Council Bulletin, 30, 2001, pp. 215 – 226.

155. Tantivess S. , Teerawattananon Y. , Mills A. Strengthening cost-effectiveness analysis in Thailand through the establishment of the health intervention and technology assessment program. Pharmacoeconomics. 27 （11）, 2009, pp. 931 –945.

156. Tantivess S. , Walt G. The role of state and non-state actors in the policy process: The contribution of policy networks to the scale-up of antiretroviral therapy in Thailand. Health Policy Plan. 23, 2008, pp. 328 –338.

157. Teerawattananon Y. , Tangcharoensathien V. , Tantivess S. , et al. Health sector regulation in Thailand: recent progress and the future agenda. Health Policy, 63, 2002, pp. 323 –338.

158. Teerawattananon Y. , Tangcharoensathien V. Designing a reproductive health services package in the universal health insurance scheme in Thailand: match and mismatch of need, demand and supply. Health Policy Plan, 19 （Suppl1）, 2004, pp. 31 – 39.

159. Teerawattananon Y. , Russell S. , Mugford M. A systematic review of economic evaluation literature in Thailand: Are the data good enough to be used by policy-makers? Pharmacoeconomics. 25, 2007, 467 –479.

160. The national performance review. From red tape to results—creating a government that works better and costs less. Washington D. C: report of the national performance review, 1993.

161. The National Drug Committee. National list of essential medicines 2008. Nonthaburi: The Ministry of Public Health, 2008.

162. The National Drug Committee. National List of Essential Medicines 2008. Nonthaburi: The Thai Food and Drug Administration, 2008. Available from: http: // www. thaifda. com/ed2547/ ［Accessed Dec 21, 2011］.

163. The Uganda National Health Research Organization （UNHRO）. Essential national health research in Uganda: a case study of progress and challenges in implementing the ENHR strategy. Cohred Document, 2000. 6.

164. Thelen, K. and Sven Steinmo, Historical institutionalism in comparative politics, in Sven Steinmo, Kathleen Thelen, and Frank Longstreth, eds. , Structuring Politics: Historical institutionalism in Comparative analysis, Cambridge, Cambridge University Press, 1992, P. 6.

165. Towse A. , Mills A. , Tangcharoensathien V. 2003. Learning from Thailand's health reforms. British Medical Journal, 328, 2001, pp. 103 – 105.

166. Tunis, S. R. and Steven D. Pearson. Coverage Options For Promising Technologies: Medicare's Coverage with Evidence Development, Health Affairs, 25 (5), 2006, pp. 1218 – 1230.

167. Tragakes E. , Lessof S. Health care systems in transition: Russian federation. Copenhagen, European Observatory on Health Systems and Policies, 5 (3), 2003, pp. 1 – 197.

168. Ubel P. Pricing life: why it's time for health care rationing Massachusetts: The MIT press, 2000.

169. USAID. USAID's health program in Haiti. USAID, 2004.

170. Walshe, K. The rise of regulation in the NHS, BMJ: Education and Debates, 324, 2005, P. 968.

171. Wang, L. , Lingzhi Kong, Fan Wu, Yamin Bai, Robert Burton. Preventing chronic diseases in China, Lancet, 366, 2005, pp. 1821 – 1824.

172. Weale, A. and Clark, S. Social values and health priority setting: an international comparative analysis, Report of a NICE workshop held in London on February 17/18, 2011.

173. Werner Kulp, J. – M. Graf von der Schulenburg, Wolfgang Greiner. Cost – Effectiveness of Outpatient Treatment in Depressive Patients with Escitalopram in Germany. The European Journal of Health Economics, 6 (4), 2005, pp. 317 – 321.

174. Vázquez Polo, F. J. , Xavier Badía, Montse Roset. Bayesian Regression Models for Cost – Effectiveness Analysis. The European Journal of Health Economics, 6 (1), 2005, pp. 45 – 52.

175. Wibulpolprasert S. Thailand Health Profile 1997 – 1998. Bangkok: the Express Transportation Organization Press, 2000.

176. Wilensky, G. R. Developing a Center for Comparative Effectiveness Information. Health Affairs (Millwood), 25 (5), 2006, 72 – 85.

177. WHO, Essential Health Packages: What are they for? What do they change? WHO service delivery seminar series, draft technical brief No. 2, 3 July 2008.

178. WHO and the United Nations Children Fund, Primary Health Care, Report of the International Conference on Primary Health Care, Alma – Ata, USSR 6 – 12 Septemebr 1978.

179. WHO. Health care systems in transition republic of Moldova. World Health Organization Regional Office for Europe Copenhagen, 1996.

180. Williams, A. Cost-effectiveness analysis: is it ethical? Journal of medical ethics, 18, 1992, pp. 7 – 11.

181. WHO. WHO model list of essential medicines: 15th list, March 2007. Available from: http://www. who. int/medicines/publications/essentialmedicines/en/index. html [Accessed Dec 21, 2011].

182. Wibulpolprasert S. , ed. Thailand health profile: 2001 – 2004. Bangkok: Printing Press, Express Transportation Organization, 2005.

183. World Bank. World Development Report 1993: Investing in health. New York: Oxford University Press.

184. Yang, G. H. , Lingzhi Kong, Wenhua Zhao, Xia Wan, Yi Zhai, Lincoln C Chen, Jeffrey P Koplan. Emergence of chronic non-communicable diseases in China, Lancet, 372, 2008, pp. 1697 – 1705.

185. Yot Teerawattananon, Sripen Tantivess, Jomkwan Yothasamut, Pritaporn Kingkaew, Kakanang Chaisiri. Historical development of health technology assessment in Thailand, International Journal of Technology Assessment in Health Care, 25 (Supplement 1), 2009, 241 – 252.

186. Yot Teerawattananon and Steve Russell, The greatest happiness of the greatest number? Policy actors' perspectives on the limits of economic evaluation as a tool for informing health care coverage decisions in Thailand, BMC Health Services Research, 8, 2008, P. 197.

后　记

　　本书基于本人的博士论文修改完成。在论文和本书撰写过程中，得到了我的母校中国人民大学公共管理学院老师们的教导和鼓励。有幸在中国人民大学公共管理学院学习和工作，由衷地感谢为我传道、授业、解惑的老师们，我的一步一步的成长都离不开老师们对我的培养和支持。

　　感谢我的导师董克用教授。在董老师身上，我看到了辩证、科学的学术思想，坚韧、刻苦的学术精神，严谨、务实的学术态度和高度的社会责任感。面对社会保障领域众多的莫衷一是，董老师秉持一种学者的品格，从不盲从、从不轻信，以清晰的思路对社会保障领域众多似是而非的问题成就了集大成的理论体系和政策建议，并用深入浅出的方式为学生们讲解释疑，让我常有茅塞顿开之感。"志于道，据于德，依于仁，游于艺"，都说做学问与做人，应该是统一的，正所谓学问即人生，人生即学问。在董老师身上，我看到了学术大家的人文姿态，恰恰就是谦恭而平和，董老师严谨的治学态度让我钦佩，朴实恬淡的心境让我折服，让我在走向心智成熟和学术成长的路途上拨云见日，积蓄力量。

　　有幸从硕士学习阶段就开始跟随王虎峰老师在医疗改革研究中心学习和工作，王老师指导我从一个对医疗保险一无所知的非本专业的学生一步一步地学习和成长，教会了我科研工作既是科学又是艺术，也是社会工作，而科研工作的生命在于开辟和创新，只有不停地拓展学术的空间，才能把握事物发展的脉搏，站在领域的前沿。

　　感谢李珍老师。在我心目中，李珍老师是完美女性的代言人。李珍老师以人格魅力和学术建树成为学生，尤其是女性学生的楷模。在学术上，李珍老师理论功底深厚，让人有严谨、灵动、深邃之感；李珍老师心性宽容豁达，举手投足尽显知性魅力，与李珍老师的谈话常常让我如沐春风。

　　感谢在天堂的李绍光老师。记得李绍光老师在病床上仍然心系学生的学习，心系社会保障所的学科建设和发展，顽强与病魔抗争。在李绍光老师身上，我看到了一个学者的风骨和情怀。李绍光老师的遗憾正是学生的使命，而这种使命感正是我在学术的路上披荆斩棘的勇气。

还要感谢许光建老师、孙玉栋老师、崔军老师、黄燕芬老师、刘颖老师、李文钊老师、刘鹏老师和欧阳伟老师等公共管理学院的老师们，在我学习期间对我的帮助和教导。

感谢我在美国访问学习期间的导师 Leiyu Shi 教授，引领我领略了世界顶级研究机构的研究能力，让我对卫生政策和管理领域的国际前沿问题有了更加全面而深入的认识。

最后，感谢我的家人。未来的路在我的脚下，却永远走不出家的视线。

我的行囊盛满我的老师、家人和朋友们给予我的感动和力量。祝福所有关心我和我关心的人——平安、幸福！

曹　琦

2019 年 2 月